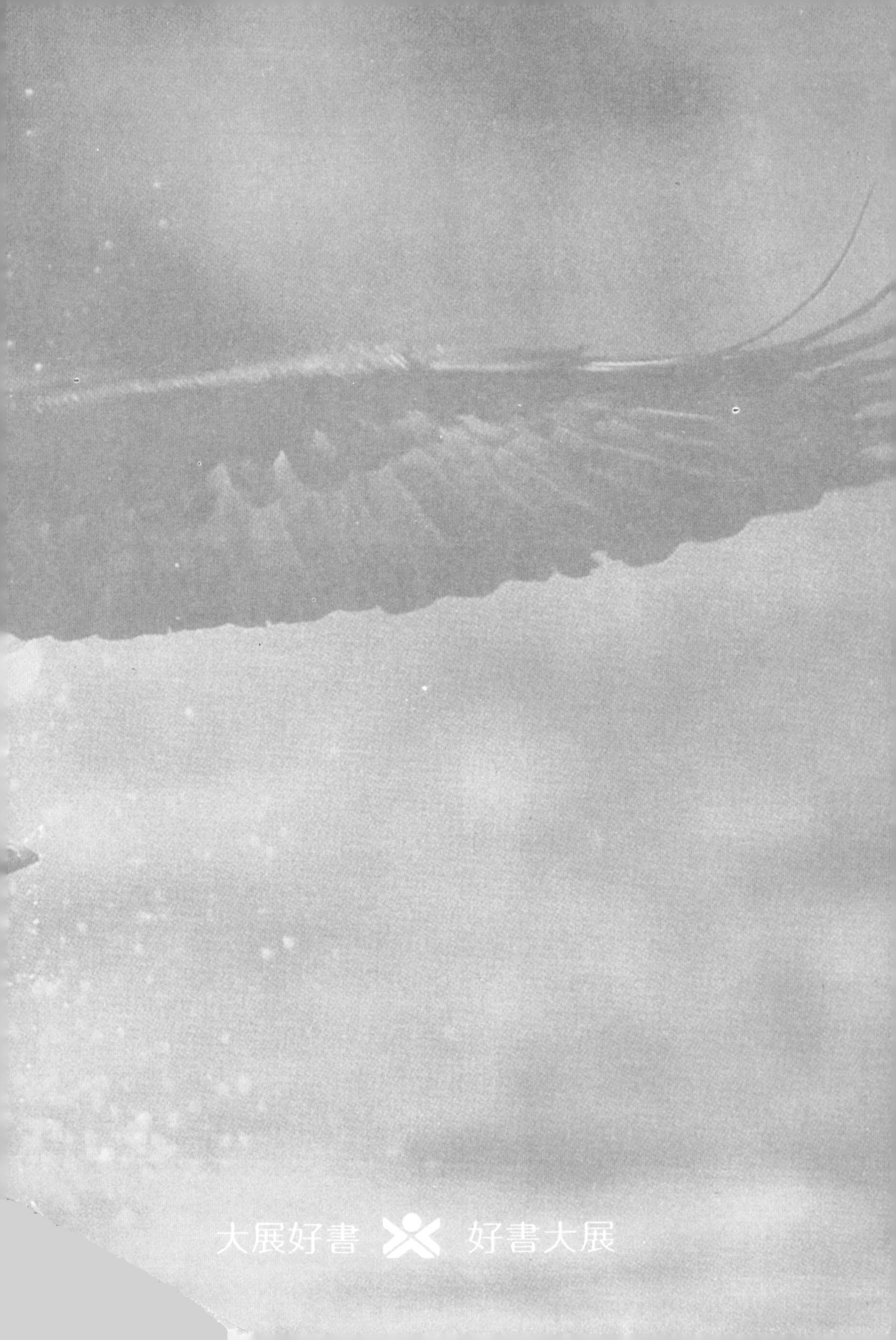
大展好書 好書大展

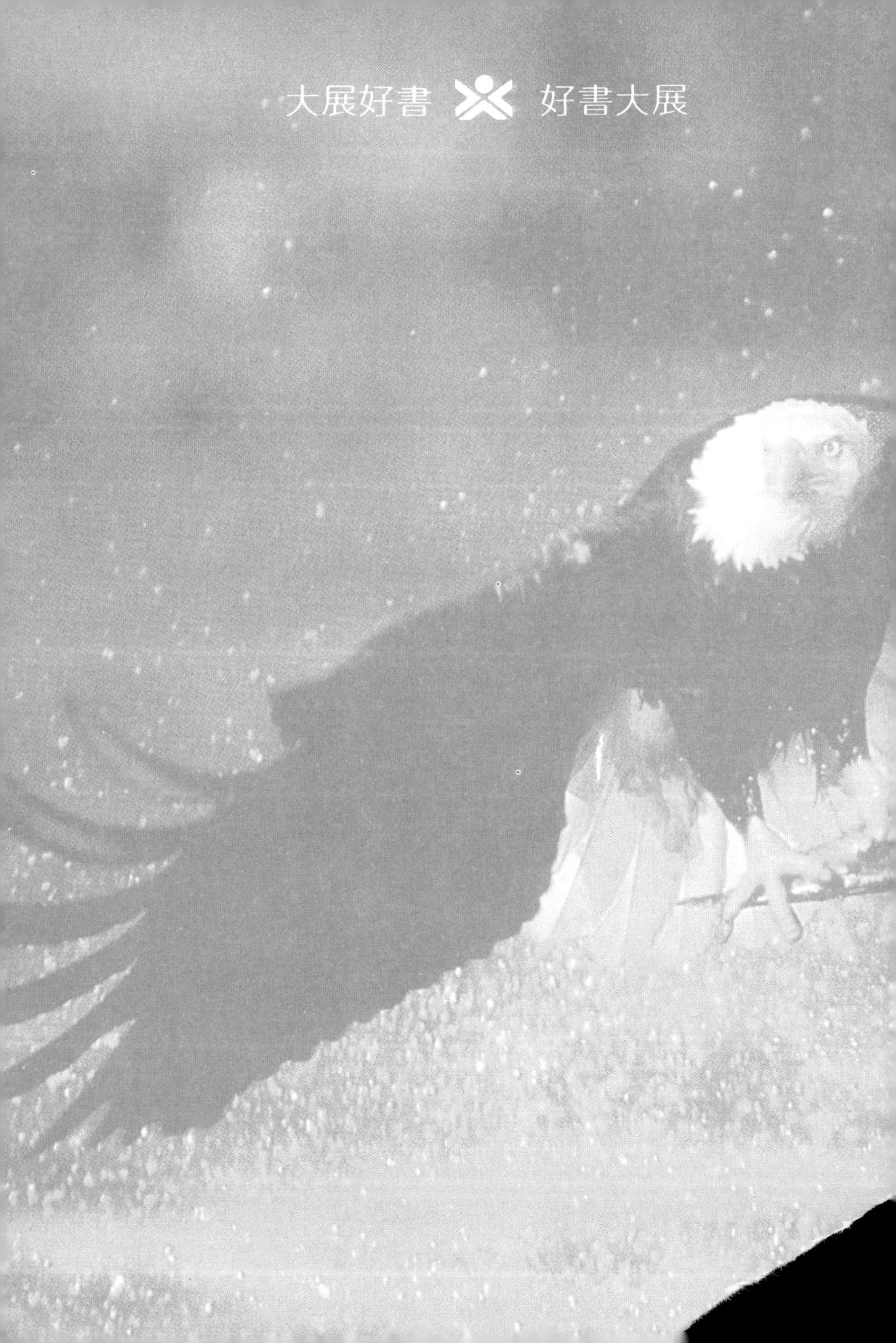
大展好書 好書大展

高齡生產

避免危機，舒適的懷孕、生產

值得信賴的
女醫師系列
5

日本紅十字會
醫療中心婦產科
大鷹美子／著
林瑞玉／譯

品冠文化出版社

作者專訪

高齡生產不過是眾多危險的其中之一，務必要挑戰看看

❖醫師，您邁入醫學之道的關鍵是什麼？

孩提時代，我並沒有特別想要成為醫師的願望。但是，因為我父親在我三歲時突然去世，讓我實際感受到生命的重要，所以從小對醫學方面就多了一份關心。不過，高中時代我嚮往的是物理或哲學，因為相形之下，醫學像是必須與現實妥協的大人的世界，所以我並不喜歡。

然而進入大學後，思想方面變得比較實際，而且在想到自己要做什麼才能對社會有所貢獻時，應該不是物理學家或哲學家，而是醫生吧！況且，醫生比較沒有男女差別，只要努力，還是可以出人頭地。之所以選擇婦產科，是因為我比較喜歡能動手術的外科。況且，身為女性，進入婦產科，應該更能了解婦女身體。

❖與患者同樣身為女性，您有什麼樣的心態呢？

身為醫師，如果無法讀取患者言語表達不出來的心靈動態，那就枉然了。但是，我也不認為女醫師就一定能夠了解女性的心態。

然而，我是站在與患者相同的立場去看事情的。即使以治療為第一優先，但是，沒有人會無端浪費時間及金錢。因此，從患者的背景、經濟情況、家庭或工作情形等來綜合判斷出患者所在意的事是很重要的。

就這層意義而言，我自己也曾經歷過懷孕、生產，體驗過身體的變化及生產時的陣痛，我也知道一邊工作一邊育兒的辛苦，這些都是最好的學習。

❖醫師，您為何會選擇高齡生產？請告訴我們懷孕時要注意的事項及建議。

我並非刻意選擇高齡生產,而是我結婚時已經三十六歲了,所以到三十八歲才生產。當然，身為高齡產婦，多少會比較擔心。總之，平常對於可能會發生的異常就要加以檢查，在日常生活中也要多加注意，而且要有積極、努力的心態，還是可以平安度過。

不過，即使以往都很正常，但不知道五分鐘後又會發生什麼事，所以我也不是有絕對的自信。而且平常就非常忙碌，再加上初期的孕吐、不舒服，身體笨重彷彿不是自己的，那種情形我都實際感受到了。尤其是長期都生活在只有大人的世界中，也許身心都會突然覺得受到種種束縛。這時，要想想為了這個只有自己才能保護的小生命，一定要放慢步調。

在所謂的安定期的懷孕中期，尤需注意這點。在休產假之前，肚子還不是很大。因為是安定期，所以自己及周圍的人都很安心，但是有時還是會因過於勉強而被迫早產。

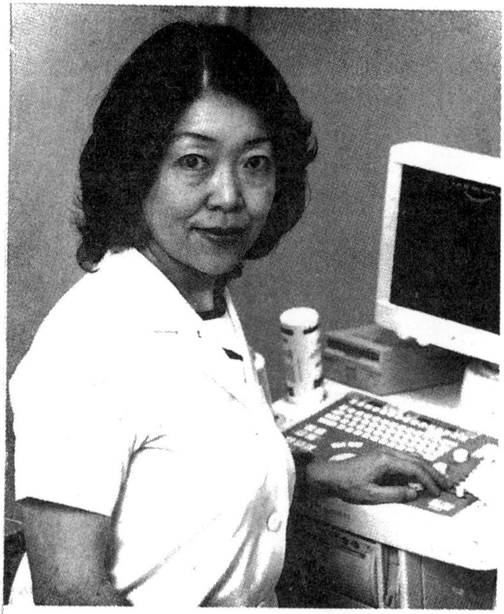
正在進行超音波檢查的大鷹美子醫師

我能夠不需值班，是因為剛好處在對產婦較有理解的婦產科，也許在別科就沒這麼幸運了。這個階段，要如何調整工作是一大重點。

❖請您以職業婦女的身分，給讀者傳達一些訊息

我雖然高齡生產，但我還是覺得蠻

好的。三十五歲以前，是穩固醫生這個工作的重要時期。這時專心致力於工作，即使對生產多少會產生一些影響，但還是會恢復過來。

工作與育兒，老實說不做做看不知自己能否兼顧。能夠持續工作，是因為丈夫在工作忙碌之餘，幫我分擔了一些育兒的工作。家事可以待會兒再做，但孩子的成長是不等人的，所以，如果背後沒有支持的人，女性是無法兼顧工作與育兒的。

不過，也不必因此而對丈夫感到抱歉。育兒雖很辛苦，但也有其快樂的地方。會消耗能量，但也可以從孩子那邊得到朝氣。此外，到托兒所去時，也可以和○○的爸爸、××的媽媽聊天，這是不同於職場的人際關係。這些經驗，對丈夫的人生而言，也是一大樂趣。藉著育兒，能豐富彼此的人生，真是太好了。

高齡生產，雖充滿危機，但也有很多好處，勇敢的挑戰看看吧！

目　錄

●作者專訪●

高齡生產的Q&A

第一章 不畏懼、不輕視高齡生產

第四章 從生產到嬰兒誕生

第五章 產褥期的度過方式

第六章　給妳的育兒建議

體驗者座談會

高齡生產辛苦的是育兒而非生產。但是，因而開闢一個新世界，每天過得很快樂

出席者
麻生啟子（四十二歲）主婦
豐田惠美（四十一歲）小學老師
小川聰子（三十九歲）美術設計
加瀨美香（三十六歲）一級建築師

高齡生產，通常都是周遭的人比本人更在意

——各位生產後都已過了一個多月，每天的育兒工作一定很辛苦，今天能撥冗參加，實在很感謝。首先，先從懷孕時的情況開始談起吧！

小川　懷孕是在結婚後的第九年。沒有刻意避孕，卻一直都沒有消息，心想大概不可能了，不生也好。因此，當生理期慢了時，也沒想到會是懷孕。不過，實在是很奇怪，就去買妊娠判定試藥來測試，結果出現陽性反應，這

才立刻去醫院檢查。我們夫妻二人都很高興，但，頭一個禮拜一直都覺得不可思議。

加瀨　我是在打算放棄的那時懷孕了。三十二歲結婚，四年內與丈夫各為工作而忙，過得自在又消遙，與單身時代沒什麼兩樣，心想，沒孩子的人生也很不錯。

所以，即使生理期遲來了，也沒有去驗孕，暫時不去管它。如果真的懷孕了，再到醫院去聽聽別人對我說：「恭喜妳了。」（笑）

——既是高齡生產，醫院方面有沒有什麼特別的建議呢？

小川　是的，醫生對我說：「這可是得來不易，一定要好好珍惜。」

加瀨　我還不認為自己是高齡產婦。（笑）倒是助產士反問我：「都三十六歲了，妳都不擔心嗎？」這時我才初次覺得必須考慮一下年齡的問題了。

——麻生女士的情況如何呢？

麻生　我是到附近的國立醫院去檢查，知道是懷孕時，醫生對我說：「怎麼辦？去跟妳先生商量看看。」讓我大吃一驚。

——什麼？在國立醫院？難道是在宣告高齡者最好不要生產嗎？太過份了。

麻生　也許他們是擔心才會這麼說，但是，當時我就決定不再到那家醫院去了。與丈夫商量之後，得知有很多高齡產婦都在日本紅十字會醫療中心生產，於是決定到那裏去。

——麻生女士都已過四十歲了才懷孕，會不會有些猶豫呢？

麻生　因為我不認為自己已算是高齡。（笑）三十九歲才結婚嘛，感覺和一般的結婚年齡結婚的一樣。

（大笑）不過，直到懷孕時醫生對我那樣說，連母親也說「二個人的生活不是比較好嗎？」周遭的朋友都反對之下……我才頭一次感覺到，啊，原來我已是高齡。

——妳先生的反應如何？

麻生　事實上我覺得我先生也不是很喜歡小孩，是我自己偷偷的想要孩子。（笑）我一直沒告訴他我的希望，所以周圍的人也反對我這樣做。不過，當丈夫知道我懷孕後，與朋友商量的結果還是贊成我生下來。

過於牽強導致妊娠中毒症必須剖腹生產

——豐田女士也是四十幾歲懷孕的嗎？

豐田 是的，得知自己懷孕時，醫院對我說，妳年紀這麼大了，這或許是最後一次了，真的很不容易，一定要小心謹慎，而我，也覺得一定得努力才行。不過，卻導致妊娠中毒症，胎盤機能降低，不得已才在第二十九週時剖腹生下孩子。

——那真是很辛苦，二十九週的嬰兒一定很小？

豐田 是啊，二十五週時入院，當時胎兒是一千一百公克，但生下時卻仍然是一千一百公克。四週內，他在我的肚子裏幾乎都沒有成長。為了身體組織著想，即使如此，還是要儘量待在肚子裏久一點才好。出生時，孩子看起來就像是外星人ＥＴ。不過，醫院把他當普通分娩的孩子處理，讓我能馬上看到他，聽到他的聲音。當時，我只記得肚子很痛，其他就沒什麼記憶了。後來被問到當時是否聽到孩子的哭聲時，我才猛然想起我的確聽到了。

——會變成妊娠中毒症是不是因為妳本身有什麼宿疾？

豐田 不，完全沒有，我的身體健康得很。不過，在工作上，也有一定程度的責任要負。明知道要好好照顧母體，但卻無法做到。都已經做那麼久了，應該可以捱過去，一直都以工作為優先考慮，過於牽強的結果，就是得了嚴重的妊娠中毒症。

——其他人的生產情況如何？順利嗎？

小川 我在懷孕期間都沒有出狀況，工作也持續到生產的前一天，而且是自然生產，住院期間也都很順利。

加瀨 我的胎盤位置稍微下降，稍微卡住子宮口，所以隨時都有可能出血，醫師告訴我隨時要做好住院的準備。

——但是，這種胎盤位置的異常，與高齡是兩碼子事吧？

加瀨 是的。懷孕時，我依然持續上班，在預產期的前一天都還到公司去，回家時還說，下週再來。結果當天夜裏，肚子就開始痛，心想可能是陣痛，馬上打電話到醫院，醫院方面叫我立刻去。診察結果不但是陣痛，而且還破水，立刻辦理住院。

不過，生下孩子是二個晚上以後的事了。陣痛的間隔都沒有縮短，一直都是十分鐘。最後，還是自然生產。

麻生　我就是走幾下，肚子也會脹得不得了，從懷孕七個月開始，每天就要服用三次停止腫脹的藥物。不過，我還是自然生產。

——都四十幾歲了，還是可以經由陰道自然生產，對讀者而言，無疑是好消息，值得興奮。

接受羊水檢查

——各位在懷孕時，是否接受過羊水檢查呢？

加瀨　我是想去接受羊水檢查，不過，萬一是陽性時又不知如何是好，而且聽說唐氏症候群的機率，三十五歲以上的人三百人中有一人，經羊水檢查而產生問題的三百人中也有一人，所以我就沒去了。

麻生　我的丈夫說，要生可以，但既已超過四十歲，最好接受羊水檢查，所以我就去了。

小川　我在懷孕前吃了很多藥，心裏也很在意，所以想去檢查看看。

丈夫並沒有強制我一定要去，但他說，如果接受檢查能讓妳安心，那就去吧。

豐田　我曾經帶過啟智班，所以深知有唐氏症候群的孩子的媽媽是多麼辛苦。而且，到了這個年紀，我也不想受這種苦，所以我還是去接受檢查，才能安心生下孩子。

——如果，檢查結果是陽性，那妳們要怎麼辦？

豐田　老實說，我也不知道。萬一……，真的很難回答。朋友中有人說，即使生下唐氏症候群的孩子，還是得養，所以，斬釘截鐵的告訴我不必檢查，我……不知道，真的。

小川　醫生說，如果是陽性的話怎麼辦？如果不先考慮好這個問題，那接受檢查就失去意義，的確是如此。接受檢查，是基於母性本能，萬一是陽性，我想我會中止懷孕吧。檢查後的三天內，又擔心是否會引發迫切流產或破水，變得非常神經質。一想到這些，我就猶豫了，至今仍找不出結論。

——不管要不要接受羊水檢查，看來羊水檢查都會造成一些困擾。此外，懷孕期間還有沒有什麼比較煩惱的事呢？

豐田 體力的問題吧！像我，就覺得精疲力盡了。

加瀨 以我來說，改善生活比體力還要成問題。可能是我成為大人的時間太長了吧！（大笑）以前任性隨意的生活過慣了，懷孕後生活態度上要改的地方太多了。不能抽煙、不能喝酒、不能晚上出去玩，要早點睡。這些對我來說，是很困難的事。結果，煙還是戒不掉。一直想要抽煙，忍不住時就成了壓力。既然如此，還是抽好了，心想，心理健康比較重要。不過，時間久了，自然也就習慣了，現在已經不想抽了。

要好好控制體重

——為了順利生產，懷孕時必須控制體重嗎？

小川 有人說高齡產婦不要太胖，所以我想去游泳。不過，又有人說游泳會變胖，還是不要比較好。因為運動量多，反而會產生食慾，吃得過多。結果，我只能去媽媽教室做做體操。不過，體重只比懷孕前多七～八公斤。

麻生　我因為肚子脹，醫生告訴我什麼都不能做，連體操也沒做。不過體重也沒有增加很多，孕吐時少了兩公斤，若以此為起點，也只不過增加兩公斤。

眾人　哦！

麻生　懷孕前有點胖，懷孕後終於恢復過來。

——這真的很理想。妳是如何控制體重的呢？

麻生　就是限制飲食。聽助產士的說法，自己也看書學習。

加瀨　我懷孕八個月就已增加十二公斤，被助產士說的好像我犯了什麼罪似的，於是決定採低卡路里的飲食。以往，要是有甜食，想吃時我可以一口氣把它吃光光，現在斷然停止，結果，從那以後到生產為止，體重都沒有再增加。

——原來是大家都有很強的自制心，真是了不起。但是，若是上班，中午一定在外面吃，這樣不會影響到體重的控制呢？

豐田　我的午餐是學校供應，醫師曾提醒我要注意熱量太高。得了妊娠中毒症後淨腫更厲害，結果增加了十公斤。

加瀨　不過，上班時，在外面吃的這頓午餐，可是一天中最豐盛的一餐呢！（大笑）在家吃晚餐，有時是太晚吃，所以都力求簡單。

小川　沒錯。午餐吃得最均衡、美味。

豐田　我明知學校的午餐熱量太高，但在孩子面前，又不能剩下。所以，晚餐會少吃一些。

——在活動較多的白天，午餐好好的吃，到晚餐再來減量，對減肥來說也很不錯。大家能控制體重，也許都是托以午餐為主的飲食生活之賜。

在綜合醫院生產的優缺點

——麻生女士是因為聽說日本紅十字會醫療中心積極接受高齡產婦，所以才選那家醫院，其他人在選擇醫院時，是否有意識到自己是高齡產婦的問題呢？

豐田　一開始，我是選擇離上班地點近的醫院，不過，當妊娠中毒症加劇而住院，確定必須剖腹提早生產時，是依循醫院的方針，才轉到處理生產及未熟兒都有好口碑的日本紅十字會醫療中心去。

小川　我也是因為高齡，認為綜合醫院比較好，才會去日本紅十字會醫療中心。

加瀨　我一方面是因為離職場較近，一方面也是因為自己不年輕了（笑），要是有什麼狀況，還是有集中治療室的醫院比較好，所以才選擇日本紅十字會醫療中心。

——最近流行不在醫院分娩室生產，而是選擇在自家，或是水中生產的方式，各位是否有這樣的希望？

加瀨　也許這是我唯一的一次生產，所以不會去選擇有危險性的生產方式。

小川　因為是頭一次，還不知生產是怎麼一回事。我希望能夠不用麻醉，盡可能自然生產，不過，希望丈夫能陪產。

——是丈夫希望陪在妳身邊生產嗎？

小川　不，是我的希望。不過，又勉強不得，所以我沒有跟他提起。可是，如果男人感興趣的話，這倒是一個難得的機會，因為這是男人一生都無法有的體驗。

加瀨　是我先生說要陪我生產的，因為他聽到朋友進去陪產，非常感動。不過，我拒絕他了。（笑）因為我覺得那似乎不太好看。

麻生　我也不希望有人陪，丈夫可能也會無法容忍那種狀態。因為是第一個孩子，不希望身邊有認識的人在。不過，若是生第二個時，心理做好準備，也許會希望丈夫及孩子陪在身邊。

——由結論來看，大家對於在綜合醫院生產似乎都感到很滿意？

小川　我在產後得了乳腺炎，住院只好再延一週。住院期間，現場的護士及助產士，只有在當天做一些緊急處置，都沒有好好的對我說明。是否是我年紀大的關係？母乳會不會因此而分泌不順暢？這些問題，我都希望有人幫我解答。結果，現在母乳分泌順暢，真是太好了。

豐田　的確，我們對於社會也有某種程度上的認識，但是高齡生產，特別需要注意。我從住院到剖腹生下孩子的四週內，都只是躺著等人送食物來，檢查完後也馬上又躺下。這種狀態能否順利生產，這些，我也希望有人告訴我。

小川　這麼大的一家醫院，助產士和護士經常輪班，非常忙碌，可能無法將患者的臉孔一一記下。每次診察時，若無法將一開始的經過說清楚，對於孕婦也是很大的壓力。

——綜合各位的意見，就是在個人的婦產科生產比較輕鬆。不過，若有緊急事態發生時，還是必須轉院才行，可謂是各有利弊。

年輕的助產士讓人覺得不太舒服

——有沒有去媽媽教室上課呢？

小川　我全程都參加了，不過太過冗長了。應該可以再濃縮一點。（笑）

加瀨　沒錯，好像整個人生只有生產，我很懷疑現在還是那種時代嗎？簡直太浪費時間了！（笑）重要的話簡單扼要的說說就好嘛，何必那麼幼稚……

麻生　我也是前半部都參加了，後來就不想去了。

小川　年輕的助產士，感覺就和年輕的孕婦一樣不成熟，好像幼稚園的保母在哄小孩。只有在年長的助產士解說時，我才聽得進去。

加瀨　不過，有時碰到年紀較大的助產士，也只會說妳這樣可能會出血，從明天開始要躺在床上，說這不能做，那不能做，甚至教我不要去上班了。（大笑）她們都只考慮到肚子裏的孩子。碰到這種人，我也沒辦法跟她談了。

小川　像拉梅茲法等，也讓人感覺太形態化了。我明明覺得這種姿勢比較輕鬆，她卻說「手抬高的話就沒辦法放輕鬆了喲」，看看手錶，她也要說「不可以看錶」。（笑）我好像跌入一個不可思議的世界中。

——從這些反應來看，醫院方面也許認為高齡產婦比較難處理吧！

加瀨　大概吧！講不聽，又難纏的孕婦！（笑）然而，當我躺在分娩準備室，聽到隔壁分娩室傳來的「好痛、好痛」的哀嚎聲時，助產士又對我說「那個人比較年輕，好囉嗦喔」（大笑）。我不想被人說和年輕人一樣吵鬧，所以從一開始就忍了下來。不過，中途就忍不下去了，因為，實在是太痛了。（大笑）

小川　我也是忍不住的大叫「好痛啊！好痛啊！」（笑）

麻生　我也是直喊著好痛啊。丈夫幫我按摩腰部也沒有用，不過，助產士來幫我按摩時，我卻覺得像是遇到救星。雖然很難為情，但當時也顧不了那麼多了。

加瀨　想忍下來卻感到更痛。如果當時有人對我說「痛的話就叫出來吧」我也許會感到輕鬆些。

小川　要老實的對年輕的助產士說「痛」，實在也說不出口。總覺得她們不值得依賴。

加瀨　這是因為以往的人生經驗，不管多麼重大的事，即使目前這種痛苦，總有結束的時候，結束後一切又將恢復正常，所以才會一直咬緊牙關忍住。我並沒有一直喊痛，而是一直問，還有幾小時？幾分鐘？結果答案是「每個人都不同，無法估計」。

——的確，生產的情況因人而異，所以連助產士也無法給妳肯定的答案吧！

小川　像我，是在凌晨四點左右去醫院的，心想天亮後陣痛就會離我遠去。不過，大鷹醫師卻對我說，天氣預報說今天是陰天，也許到晚上天都不會亮喔。若是太陽普照的天氣，據說較少人生產。如果到晚上還生不出來，那明天早上就要使用催生藥了。這種說法，我比較能接受，也比較能夠安心。今後，高齡產婦一定會越來越多，希望醫院方面也稍微思考一下，如何對付這些難纏的高齡產婦（笑）。

育兒才是靠體力，也會有壓力堆積

——育兒方面如何呢？看各位似乎都很辛苦。

小川 沒錯！如果我再年輕一些，一定會對現在甘之如飴。高齡生產之所以辛苦，是在生產以後的育兒工作，我現在才了解。

加瀨 我也是覺得懷孕期間要輕鬆多了。

麻生 我也說過生第二胎時要丈夫陪產，但現在每天都處於恐慌狀態中，我想不會再生第二胎了。

小川 一到夜晚，我會有啊！又過了一天的感覺。到了早上，則是啊！一天又要開始了的無奈。到了傍晚，則又覺得，啊！好不容易又到晚上了。養兒育女真的很辛苦。（大笑）

——什麼事最讓妳感到辛苦？

小川 因為得了乳腺炎，所以餵起母乳就很辛苦。最近又因脖子糜爛、淚腺阻塞而必須去看皮膚科、眼科。帶著他真的很辛苦。孩子是無法等候的，所以只好請丈夫早上七點半去預約，我九點再去看病。否則，眼科一定塞滿老人，在等候看病時反惹了一身病就麻煩了。再加上兒子現在三個多月大，體重已快七公斤了，抱得我都得腱鞘炎了。腰也時常疼痛。此外，因乳房腫脹而導致雙耳都得了外耳炎。

加瀨　照顧孩子，與以往的行動不同，大多採中腰姿勢，所以腰的負擔較重。

——一直都與孩子二個人待在家裏，會不會有壓力積存？

豐田　會啊！我的工作是面對學生，所以會比較愛嘮叨。但是每天都只有我和孩子在家……，雖是二個人，但對方只會傻笑。如果是我逗他笑的，我還會很高興，但他通常都是自玩自的。（大笑）哭了就給他吃奶，吃完，他倒頭就睡，好像我只不過是個製奶機器，讓我非常沮喪。那麼，要如何解除我的壓力呢？我想，說話是最好的方法。因此，我變得每天都很期待丈夫下班回來，這可是結婚以來頭一遭。（大笑）

加瀨　對，對。感覺與丈夫之間的溝通更頻繁了。

雖想重回工作崗位，但托兒所卻……

——一直都在上班的女性，如今卻被迫與孩子待在家裏，好像會有種被遺忘的感覺。關於重回工作崗位，因為以往都是職業婦女，應該會有某種程度的自信吧？

加瀨 不會。如果是男性，可能就會這麼想，但若是女性，從職場退下來被認為是理所當然的事，一直留在職場反而是例外，我沒那個自信。

——難道完全不想再回去工作嗎？

加瀨 這正是我目前最煩惱的事。我上班的公司雖小，但經營得還不錯，老板也體貼地放我產假，但我正在考慮是不是該從第一線退下。公司裏並沒有生完孩子回去上班的前例。而且育兒雖辛苦，但也有樂趣在。讓我覺得一天比一天快樂。朋友們也都在生產完後就在家帶孩子，這種心情我很清楚。

——在自由業中相當活躍的小川女士如何呢？

小川 我和加瀨女士一樣，還在考慮中。到底要回到工作崗位呢？還是從此享受育兒之樂呢？雖然有人建議我可在育兒的空檔工作，但工作是無法兼職做的，而且我也不希望半途而廢。

——豐田女士休完育嬰假後就復職吧！

豐田 是的，因為公務員可以請育嬰假，所以今年就專心帶孩子，明年再打算重回工作崗位。

——麻生女士不想再工作了嗎？

麻生 結婚後到懷孕為止的這段期間，我一直都是在打工，現在只想待在孩子身邊。

——如果想再繼續工作，是不是應該到托兒所去辦手續？

加瀨 孩子出生後就必須立刻去辦，所以出院後馬上就去找托兒所，但卻都落空，只剩下一些尚未被認可的托兒所。雖然只要有錢都沒問題，但現在已經不是這個問題了，而是我不想把孩子送進去了。

小川 要是沒有托兒的設施，即使想去工作也沒辦法。相反的，如果這類設施完善，想生孩子的女性一定更多。

——若想要提高出生率，國家應該更進一步的充實保育設施才行吧！

高齡產婦的父母也一定是高齡者，所以一定要丈夫的協助

——即使找到托兒所，小孩的接送還是必須仰賴丈夫的幫忙。各位的先生，配合度如何？

小川 他連陪產都願意了，當然會幫忙。

——陪產，是否能有效的提升丈夫的配合度呢？

小川 雖說是陪產，也只不過是站在旁邊而已。不過，就因為陪在一旁，讓他感覺到自己也必須負一半的責任吧！

他會早點回來幫孩子洗澡，我也能放心的將孩子交給他出去辦事。以往都是只有二個人的生活，無拘無束。但現在，因為一個新生命的加入，反倒讓我們有家的感覺。

——麻生女士的先生不太喜歡孩子，現在是否有所改變了？

麻生 他現在很會幫忙。因丈夫回來得晚，所以我都是中午就先幫孩子洗好澡了。但是平常的一些芝麻小事或購物，如果沒有丈夫協助，我就沒辦法做了。

——加瀨女士，妳現在是住在娘家吧？

加瀨 是的，即使丈夫來看我們，也像是客人，不像各位的丈夫那麼主動。（笑）實在是太失敗了。而且以丈夫的個性，我也不敢將孩子交給他獨自外出，因為他是個粗線條的人。雖然他很樂意幫忙，也很溫柔。（大笑）

——在這一點上，小川女士似乎比較擅於引導。

小川 因為他有陪產，所以一開始我們二人對孩子的觀點即相同，因此，他和我有共同的問題意識。而且我們也經常得到相同的訊息，所以他知道即使身為男性也該幫忙。我可不想獨占育兒的工作。

加瀨 一開始，娘家那邊就一直要我回去，心想住不習慣再回家。沒想到住得太舒服反而不想回家了，真是個溫柔的陷阱。（笑）事實上，我以為自己不會有小孩了，所以在懷孕前養了二隻貓，這也是我不敢把孩子帶回家的原因之一。

小川 不過，娘家住得近，真好。像我，學生時代就已離家，卻不曾害過思鄉病。但是現在與孩子大眼瞪小眼，發呆望著窗外時，寂寞之心卻油然而生，心想，啊，有媽媽在就好了，這還是我頭一次想家呢！可能是初次了解為人母的心情吧！

這與以往埋首於工作，凡事都靠自己的心情完全不同。我好像是在吐露心聲……，畢竟我還是有脆弱的一面。（笑）

——生產前後，媽媽有來幫忙嗎？

小川 是的，來了一個月，還帶來她在廟裏求得的護身符呢！

豐由 我也是在出院後，請媽媽來幫忙十天左右。

麻生 我媽媽也來幫忙了，雖然我知道媽媽累壞了……

小川 高齡生產，產婦的媽媽當然年紀也不小了。（大笑）

麻生 就是嘛！姊姊生小孩時，媽媽都還可以去幫忙。這次，她可真是很辛苦。媽媽晚上也睡不好，我也知道她很累。真是不忍心。我想，這也是高齡生產的問題點之一。

——因為媽媽已經年紀很大了，所以不敢去麻煩她，不過，這不是讓夫婦二人更加同心嗎？各位的先生也都很幫忙，如果托兒所的問題解決了，除了麻生女士以外的人，是否考慮再生一個呢？

加瀨　我因為陣痛實在太痛了，當時就決定不再生了。不過，大家都是過了就忘了，的確，一個月後，我就不再那麼執意不生了。想想，即使再重來一次，應該也很不錯。

小川　生產後的一～二個月，我以為我再也沒辦法再經歷一次那種痛苦了。不過，現在已經過了三個月，總算稍微輕鬆一點了。我不禁又想，一個孩子會不會太可憐了。不過，今後孩子會爬會走以後，可能會耗費我更多的體力，所以，也許我又會打消念頭了。

豐田　我的傷口還在痛……，雖然表面是縱切，但內部是橫切，遇到雨天就痛。所以，暫時不想再生一個。

生完孩子才知體貼與包容

——各位在生產後生活上一定有很大的改變，精神上是否也有改變？例如，對於今後的工作，是否有正面的影響呢？

小川　我覺得與工作沒什麼關係。工作是一條路，而生孩子又是另外一條，像是以往完全不知的人際關係或是另外一個世界，二者可以保持平行。不過，工作時，你能預測到跨過這裏後會發生什麼，只要按照預定的進行即可，但現在全都不是了。因此已經放棄了。

以往繃得很緊的神經，現在都放鬆了。即使今天無法按照預定行事，我也會想，反正還有明天。

加瀨　我認為這二條路絕對不能並行的。因為有孩子而把工作拖到明天，自己是無法容許這種事發生的。

小川　不過，也許有時就會有抵觸。以往碰到這種人時，也是嚴厲的批評人家「為什麼？怎麼可以做出這種事！」（大笑）今後，也許換成我必須去請別人原諒的立場了。年輕時，周遭的人也許還會原諒妳，但年紀大時，別人就很難原諒妳的錯了。

加瀨　沒錯。他們會覺得絕對不可通融。

小川　但是，即使小孩托人帶，女性上班時仍會很掛心。然而幾乎所有的男性都不會在意這些，這真的很奇怪。

加瀨　那是因為男性不承認自己有閒工夫去照顧小孩吧！所以才會拒絕去做，裝作漠不關心。

小川　即使身為女性，我自己在懷孕之前，也同樣都沒去注意小孩的存在。等到我懷孕後，才突然發現世界上怎麼有那麼多小孩！連孕婦也那麼多！（大笑）

加瀨　我懷孕九個月的通勤時間中，只有一次有人讓座給我。在擁擠的電車中，挺著大肚子站著實在很辛苦，為什麼沒有人要讓座給我？（笑）難道是因為我年紀大些，看起來不像孕婦，像個癡肥的人（大笑）？因此，我暗自下定決心，我下次一定要讓座給孕婦。仔細一想，我至今也未曾讓座給孕婦。

——大家都只注意自己的事，沒有去注意到周遭的人吧！

加瀨　是的。即使別人注意到我，我可能也會認為是不是自己病了，臉色很難看才會引人注意。既然這麼辛苦，又何必在交通巔峰期跟人家擠呢？但是，若懷孕時仍繼續上班，當然就得跟人家擠上下班了。有一次，真的很難過，有個女學生讓座給我，讓我好感動。

小川　我也只有一次別人讓座給我的經驗。是位女性，本身也有小孩，孩子送到托兒所，自己則在職場擠奶保存給孩子喝。她先生被調到外地，消遙又自在。她說，夫妻倆同時在上班，為什麼只有女性那麼辛苦呢？此事讓我有些感觸，今後對於自己不曾體驗過的事，也要儘量站在他人的立場想，例如老人……。

豐田　的確如此。今天帶著孩子乘坐計程車時，司機先生也一直叫我要注意，不要去撞到頭。對於他的體貼，我也感到非常窩心。

以過來人的身份提出的建議是「寶貝妳的身體」

——最後，請各位以過來人的身份，對今後也想高齡生產的人提出一些建議。

豐田　只有一句話，要寶貝妳的身體。像我，肚子雖脹得厲害，但自以為很健康，體力也還不錯，應該可以撐過去，不料卻得了妊娠中毒症。不要勉強，不要過於拼命。

小川　我也覺得體力最重要。而且，有時要對別人撒撒嬌，請別人幫忙，不要什麼事都自己扛。懷孕又要上班，真的很辛苦，但生產後更辛苦。不過，累雖累，生產後卻發現有個截然不同的世界，我都不禁要大聲說，真的很有趣呢！

麻生　體力還是必要的。可能是物以類聚吧（笑），在我周遭，有很多高齡結婚的人。不過，若想生小孩，還是早點結婚，早點生小孩。這是我的建議，畢竟，還是要考慮到體力問題。

小川　因為經常有人這麼對我說，所以我以為我絕對不會這麼對人說。

麻生　不過，自己經歷過後，還是不會說嗎？如果有此計劃，還是儘早實行較好。當然，前提不必因為「年紀大」而採取消極的作為。

加瀨　不要以工作忙，沒辦法生孩子，或是看到周遭的環境，覺得不可行就放棄，我覺得不試試看怎知不可為。

這步不行，還有下一步。將以往種種的煩惱都想清楚，很快就做出決定。不必等待，不行的話再走下一步。若不行，還有其他的方法，不會一開始就毫無轉圜的餘地。我雖然是努力過來了，但還是希望養育孩子的社會體制能夠改善。

小川　如果能生，卻無法養，就實際問題而言，還是不要生。我們還是會在育兒的現場為妳們加油。

——最後甚至有人批判社會體制，能一針見血的提出問題，使這次座談會意義非凡。聽到各位提供的種種建議，謝謝。

高齡生產的Q&A

幾歲才算是高齡生產？

Q **這是我頭一次懷孕。母親提醒我要注意高齡生產的危險。最近，高齡生產的定義有無改變？幾歲才算是高齡生產？（三十六歲）**

A 本書為求方便，所以才採用高齡生產的說法。但醫學上對於初次生產，為別於第二次以後的危機不同，而稱為「高齡初產婦」，尤其是初產的年齡在三十五歲以上時，更應注意其懷孕的過程。

高齡初產婦的定義，一般是以日本婦產科學會訂定的為準。以為是將三十歲以上初產的人包括在內，但在一九九〇年，已變更為三十五歲以上初產的人才算。而在WHO（世界衛生組織），從以前就將三十五歲以上的初產定義為高齡初產。

為什麼要有這種定義呢？因為二十歲是懷孕、生產的最佳年齡，二十歲之前，生殖機能未臻發達，二十歲以後，則開始出現加齡現象，與二十幾歲相比，也比較容易發生危險。

高齡初產婦的定義，會從三十歲提高到三十五歲以上，是因為生活環境的改善、預防醫學的進步及醫療水準的提高等，使生產時危險的發生頻度，若是三十五歲之前，與二十幾歲沒有很大的差異，所以才更改的。

但是，並不是三十四歲不算高齡生產，就不會有問題，三十五歲後就會出現問題。而是說到了三十五歲以後，就必須多加注意。

高齡生產的危險性較高嗎？

Q **我結婚已經四年了，一直希望有個小寶寶，終於如願懷孕了。但周遭親友都以高齡生產很危險而反對我生。高齡生產到底會有哪些問題？難道沒有預防的方法嗎？（三十八歲）**

A 一般而言，高齡生產會有危險，似乎是比較容易導致難產。的確，由統計資料顯示，年齡越大，流產率越高，比較容易出現以唐氏症為代表的染色體異常，或者是妊娠中毒症增加，必須用剖腹生產的人增多等等。

但是，這些數字所顯示的結果，不能說純粹都與年齡有關。流產率的上升及染色體異常的增加，與年齡的因子的確大有關係，但妊娠中毒症，則是與肥胖、遺傳體質、以及有無高血壓或腎臟病、糖尿病等併發症的個人危險因子有關。問題是，當高齡的危機與個人危機重疊時，就會產生很大的危機。

因此，高齡生產的人，就必須比年輕人更注意生活飲食，避免肥胖，不使併發症引發，或是儘量不要使症狀惡化。如果能把個人危機抑制到最低限度，那麼即使是高齡生產，同樣能夠順利生產。

高齡生產較易難產？

Q **我現在是有孕在身。雖說高齡較易難產，讓我憂心沖沖。運動方面我又很笨，對自己的體力又沒自信，擔心自己能否撐得過去。（三十六歲）**

A 難產，一般是指分娩時間過於冗長，分娩時需要各種處置的生產。導致難產的原因不只一個，產婦的體力不佳、產道硬、子宮口難以開啟，或是肥胖導致產道變窄，妊娠中毒症等所引起的胎盤功能降低，或是胎兒的寬度大於母親的骨盆、胎位不正等，有各種因素存在。其中，與年齡大有關的，就只有產婦的體力及產道的硬度，這也是先前提到過的，與高齡有關的代表性危機。

實際上看到產婦，因為已超過三十五歲，所以大多會有產道很硬，或是容易疲倦，所以才會生那麼久的先入為主的想法。不過，體力與肌肉的柔軟度有個人差異，若平常有運動鍛鍊身體的人，即使已超過三十五歲，也會有不亞於二十幾歲年輕人的體力，肌肉也會很柔軟。而才二十幾歲，既無體力、產道又硬的人還是大有人在。此外，即使沒有體力，只要沒有肥胖或併發症等情形，比起年輕但伴有這些危機的產婦，條件還是好得多。因此，即使妳對自己的體力沒信心，只要注意不使其他的危機變大，尤其要注意肥胖及妊娠中毒症，還是可以避免難產。

此外，生產最需要的還是體力，再加上持久力，在最重要的時刻力量能否集中，這點也有很大的影響，對精神的穩定及努力更有影響。這些精神要素，同樣也有個人差異，三十幾歲的人，應該比二十幾歲的人更好。不要一開始就認為自己不行而放棄。

高齡生產者較需動剖腹產手術？

Q 聽說三十五歲以上的產婦，動剖腹生產手術的機率是三倍以上。我不希望剖腹，也希望能不用鉗子或吸引分娩，這有辦法辦到嗎？（四十歲）

A 不僅是高齡生產，分娩中若氧無法送達胎兒處，就會很危險。此時，為使胎兒早點離開產道，會選擇用人工方式將胎兒拉出來。其方法就是用鉗子或吸引分娩，不然就是剖腹生產了。

鉗子或吸引分娩，是用器具挾住正通過產道的胎兒的頭，將其身體整個拉出來的方法，有人批評這種方法不好，因為會對胎兒造成壓力。但若適當進行，危險性就比較少，若不採用此法，胎兒生下時可能已是假死狀態，或因缺氧而導致腦性麻痺，所以在必要時還是得採用。

剖腹生產的比例，二十～三十四歲約是五％，三十五歲以上則為十～十五％。不過，與鉗子或吸引分娩不同的是，剖腹生產有三分之二都是在生產前，因某些理由判斷出經陰道分娩的危險性較高而事先決定好剖腹生產的。

尤其是高齡生產，因考慮到難產的可能性大而進行剖腹生產的例子很多。這也是高齡生產的剖腹生產率較高的原因。

當然，有時雖預定經陰道分娩，但因胎兒的狀況緊急，用鉗子或吸引分娩都有困難時，也會實施剖腹生產，這種症例，高齡生產的確比二十幾歲生產的人多。

不過，超過四十歲，順利經陰道分娩的產婦也很多，現在不必過於擔心。總之，最終目的就是母子都能平安。所以，不必過於執著於經陰道分娩，或排斥醫學上的處置。

高齡生產較易流產嗎？

Q **好不容易才懷孕，但聽說三十五歲以後容易流產，讓我擔心不已。如果有預防流產的方法，請教教我。（三十七歲）**

A 的確，就自然流產率來看，三十四歲以下約占十％，三十五～三十九歲約二十％，四十歲以上則約四十％，有增加的趨勢。這與初產或第二次以後的生產無關。但是，不只是高齡者，懷孕初期自然流產，大多是因受精卵異常所引起的，可說是一種自然淘汰吧！因此，媽媽不必負責，而且也不見得安靜修養就能防止。越高齡越容易流產，原因之一是媽媽的年齡越大，排出的卵就越老。

出生時，體內就已有四百萬個卵子，然後會逐漸減少，到了青春期是四十萬～六十萬個。而隨著卵巢的排卵開始規律的排卵，三十五歲才排出的卵子，已經是三十五年的卵子了，與二十幾歲時排出的卵子相比，當然是比較老。因此，染色體等也較易產生異常，而導致自然流產。

不過，也不必因此而悲觀。即使流產，也可以期待下一次的懷孕。下次的受精卵，與流掉的卵子不同，是正常的機會還是很大。

接受羊水檢查比較好嗎？

Q **知道自己懷孕後欣喜若狂。但醫院方面因我是高齡生產，建議我接受羊水檢查。但我又聽說接受羊水檢查會產生一些問題，到底該如何是好呢？（三十九歲）**

A 在回答流產的問題時也曾提過，高齡懷孕，受精卵中會存在染色體異常的情形，其中，最常出現的第二十一對染色體數比正常多一條，變成三條，而成為唐氏症候群。唐氏症候群在染色體異常中算是較輕微的，只有部分會流產掉，大多會留到第十個月分娩時。

發生率如下表所示，過三十五歲後約是二十幾歲的五倍。這些染色體的異常，能在懷孕初期檢查出來，稱為出生前診斷，羊水檢查是其中的一個方法。

如圖所示，羊水檢查是利用超音波斷層法，一邊觀察子宮內的情形，一邊用針穿過肚皮抽取十五mℓ左右的羊水，培養其中所含的胎兒細胞，檢查其染色體。抽羊

孕婦年齡別唐氏症候群的發症率

20歲	1500人中有1 人
25歲	1300人中有1人
30歲	900人中有1人
35～36歲	300人中有1人
40歲	100人中有1人

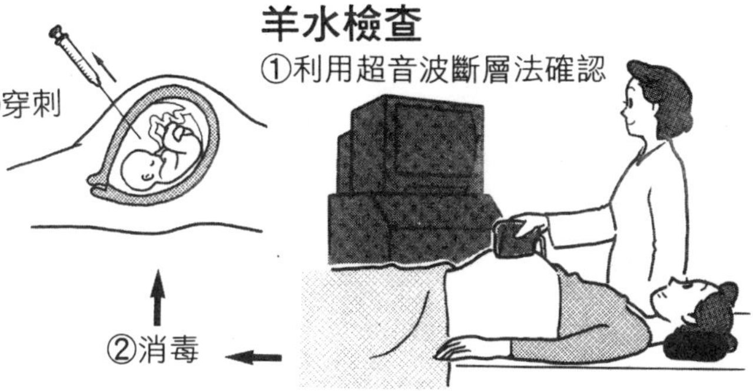

水時的痛，只不過和抽血時一樣，不需麻醉。因針是刺到子宮中，所以難以保證不會破水或引起感染症，導致破水或流產的比率是三百人中有一人。此外，這個檢查的適合時機，是懷孕十四～十六週以後，等到結果出來需三～四週。

最近出生前診斷的檢查方法，還包括三標記血液檢查、絨毛檢查（CVS）等（參考五十七頁）。

高齡生產易得妊娠中毒症？

Q **我懷孕了，但聽說高齡生產易得妊娠中毒症，害我很擔心。可不可以教我預防的方法。（三十七歲）**

A 所謂的妊娠中毒症，是指出現高血壓、浮腫、蛋白尿三種症狀。發生的原因不明，但據說是懷孕後，自己和胎兒兩人份的代謝，增加了身體的負擔，身體的各器官，對於身體如此的變化，尤其是循環器官系統更是無法對應而發症。一旦變成重症，胎盤機能就會降低，導致胎兒的發育不良，引發胎盤於生產前即剝落的胎盤早期剝離現象，這時就必須動剖腹生產了。

妊娠中毒症的發症率，以年齡層來看，二十歲是六～八％，三十五歲以後約為其兩倍。為什麼年紀大就容易得妊娠中毒症呢？那是因為血管會隨著年齡增長變硬所致。不過，重症的妊娠中毒症，大多有高血壓、糖尿病、腎臟病等循環器官系統上的遺傳因素在。因此，若有這些因素在，即使是二十幾歲，也會罹患嚴重的妊娠中毒症。

一旦年齡大，還必須加上血管老化這個年齡上的危險因素，所以必須更加注意。但是如果沒有循環器官系統的遺傳因素在，就不必過於神經質的擔心。過於擔心而變得憂鬱、焦躁，反而會有負面的影響。

另一方面，較輕微的妊娠中毒症，是鹽分攝取過多、肥胖、過勞等所造成的影響大於遺傳因素。尤其是上班的高齡產婦，因在外吃飯而攝取過多的鹽份，以及工作過度勞累，是導致妊娠中毒的二大要因，要特別注意。

想要不假醫生之手而自然分娩，沒問題嗎？

Q 好不容易懷孕，而且可能是一生只這麼一次生產，所以想不假醫生之手自然分娩。但是，聽說高齡生產容易引發種種問題，一旦碰到問題，又不知如何是好，實在

是很迷惘。（三十五歲）

A 生產，當然是孕育生命的自然行為。不過，有一點請妳要了解，本來生產就存有些基本上的危險。最近因為週產期醫學的進步，使得很少有人因生產而失去母親或孩子的生命，因此，讓人誤以為生產是很安全的。但事實是，即使是順利的生產，也不知五分鐘後會發生什麼事。

大部分的生產，安全與危險都只有一紙之隔，在胎兒假死之前，都一直努力把他生出來，這種說法絕不誇張。

現在，雖然大家都認為生產是很安全的，但還是得借助能將子宮內映像化的超音波斷層法，能確認胎兒心音及子宮收縮的分娩監視裝置等檢查，以及能處理微弱陣痛的陣痛促進劑等醫療上的技術，在生產前儘量避免掉危險。

當然，我也了解在自宅或助產院分娩是一件美好的事，但是萬一有事發生時，無法馬上處置，例如，必須緊急開刀生產時，還得先徵詢有哪家醫院願意收，即使用救護車送到，但還是得等到手術的準備工作完成，這些缺點，妳必須先有個認識。而且，高齡生產即使時間長，在這當中，母子若都很有元氣倒沒問題，但是……。

總之，高齡生產，不管是加齡或是併發症、遺傳性因素的影響，生產時的危險，的確要比年輕人高。所以，要充分考量自己想要的生產方式的優缺點，最好還是選擇對母子雙方都是最安全的生產法。

使用陣痛促進劑會令人感到不安

Q　一則因使用陣痛促進劑而引發事故的新聞報導，令人記憶猶新。聽說高齡生產者因微弱陣痛而大多需使用促進劑，這令我感到相當不安。（三十五歲）

A　的確，曾有因陣痛促進劑而引發的不幸事件，這是因為使用不當，屬於醫療方面的管理問題。本來，陣痛促進劑，是應該在分娩監視裝置等一邊確認子宮收縮及胎兒心音時，視情況而使用的，並不是藥劑本身有缺陷。

產婦因為高齡，有不少人都只是微弱陣痛，這時若不使用陣痛促進劑，任其持續微弱陣痛，那時間上可能要拖很久，有時甚至拖到兩天、三天還生不出來，母子都已累得精疲力盡，最後可能只好進行剖腹產了。

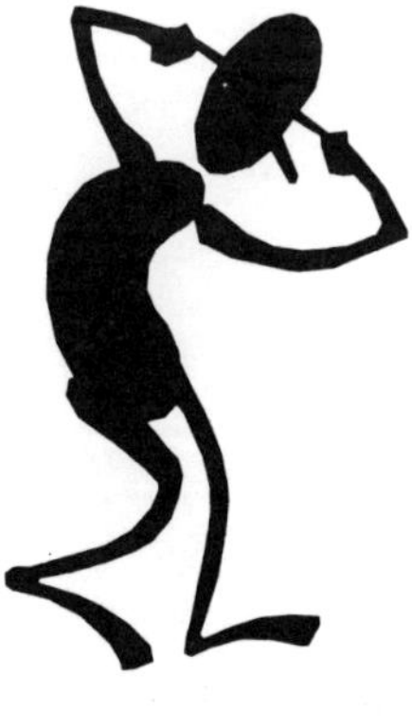

51 高齡生產的Q&A

第1章

不畏懼、不輕視高齡生產

三十歲以後才生的人急速增加

現在，所謂的高齡生產，主要是指三十五歲以上的初產。前面也已提過，以前是指三十歲以上，但因應醫學上的實情，才將年齡提高五歲。

以前的高齡生產，是指結婚後一直沒有懷孕，經過很久才終於懷孕，並非真的是高齡生產。

但是最近，結婚、生子已不再是女性人生的第一目標，女性不但晚婚，即使結婚後，女性仍然繼續上班，或是夫婦二人想過

合計特殊出生數
平均一位女性一生生下孩子的數目。

母親年齡別第一子出生率（女子人口1000人比）**年次演變**

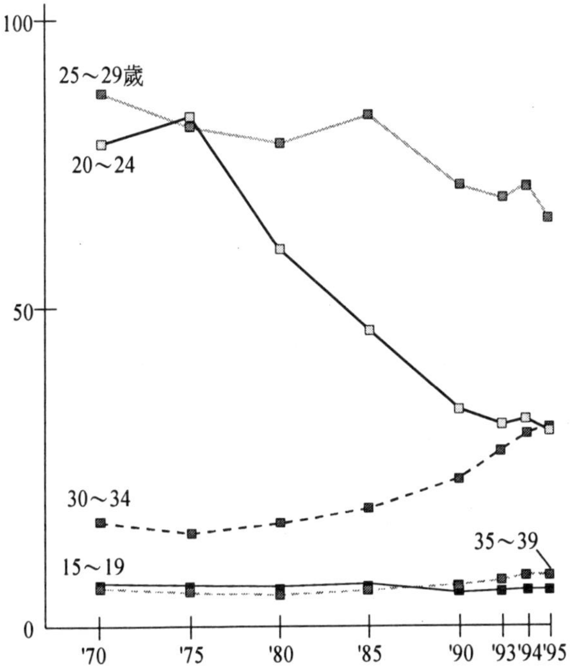

逍遙自在的生活為由，而遲遲不願懷孕，結果，高齡生產就急速增加了。

現在，生第一胎的平均年齡是二十七歲。三十幾歲才生也不再稀奇，根據一九九五年日本厚生省的調查指出，二十幾歲的普通出生率逐年下降，而三十幾歲，尤其是三十～三十四歲的出生率，有直逼二十五～二十九歲的趨勢。

一九九四年，**合計特殊出生數**十年來已上升到一・五〇人。三十歲層生產的增加，對此有很大的貢獻。

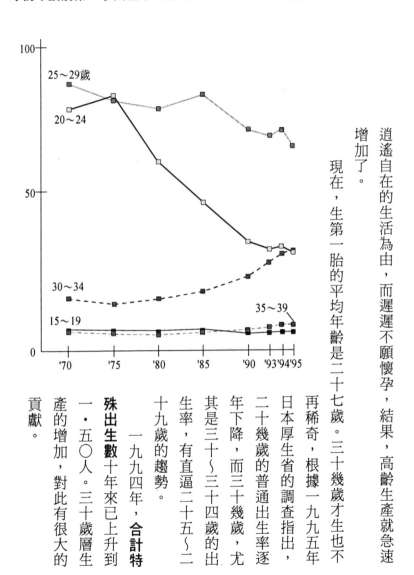

若只限初產來說，三十歲層的初產，這十年來約增加了兩倍。一九九一年已將以往視為「高危險性」的高齡生產廢止了，三十歲以後初產的人，已不再是少數。一九九〇年代後，三十五歲以上才初產的人不斷增加，所以也是見怪不怪了。

德國、法國、瑞典等歐洲國家，初產年齡也逐漸上升，現在，過了四十歲才初產的例子也不再稀奇。在日本，大都市的醫院中也屢見四十一～四十二歲左右的初產婦。像我服務的日本紅十字會醫療中心，前天才剛碰到一位四十五歲的初產婦呢！

第二胎以後的生產與高齡無關

這裏有一點希望各位不要誤解的是，高齡生產中，尤其要注意的是「高齡初產」。也就是說，如果已經生過兩個、三個的經產婦，即使超過三十五歲以上，也不需像初產婦般特別處理。這不僅是用語的問題，因為初產與經產本來就有很大的不同。若是經產婦，即使是三十五歲、四十歲，產道依舊很柔軟，只要初產時順利，並不會因年齡而增加危險性。

有人說，若是初產與第二次生產相隔太久，則還是會與初產一樣有危險性存在。但就我實際接觸產婦的經驗，即使隔十年以上也沒問題。前天也剛遇到一位隔十八年後才產下第二胎的產婦。生產的過程十分順利，令人難以想像她已三十八歲，經產婦畢竟是經產婦。

生產是很安全的，但……

不管是歐美或日本，高齡生產都不斷增加，其背景之一，有人說是與以往相比，安全性增加很多所致。一九六〇年代，產婦死亡率每十萬人中約有一百人，也就是每一千人當中有一位的比率。但是，現在孕婦的死亡率是十萬人中有十人，一萬人中才只有一人。

這些數字，證明生產是很安全的，這雖然是醫療方面的進步，但也可以說是大多數的女性對高齡生產不再感到不安所致。

胎盤機能不全

胎盤和臍帶一起將氧氣及營養由母體送達胎兒處，同時也負責將二氧化碳及老廢物排出。這種機能減退時，胎兒的成長將變差，氧氣不足時還有死亡的危險。主要原因是妊娠中毒症或過期妊娠等。胎盤機能的判定，則是以NST（NON STRESS TEST），或是利用超音波斷層法計測羊水量，或是以血中的雌甾三醇的值來當作判定的標準。

不過，看看這些數值，還是有人因生產而死。你或許會感到驚訝，沒錯，雖然生產比從前安全多了，但即使是現在，生產也不是一〇〇%的安全。順利生產雖是理所當然，但懷孕、生產還是有突如其來的危險在。

高齡生產的危險性是衆多危險性中的一種

高齡生產，與二十歲層的生產相比，事實上的確有較高的危險性。前面已經敘述過了，危險性是個人差大於年齡差，但是，自然流產及染色體異常的發生率，的確是會隨年齡增長而增加。比較具有個人差的問題是體力不及年輕人，或是產道較硬。

此外，在診斷近四十歲的孕婦時，發現以往一直都很順利，就在即將臨盆之際，卻出現羊水減少，胎兒發育不良，越來越沒有元氣等**胎盤機能不全**的徵兆。原因不明，但大多有輕微的妊娠中毒症（參考八十九頁）的症狀。

關於懷孕、生產的危險性還有很多，今後將陸續為各位說明。

但是，並非因為高齡這個條件，就會使這些危險性增加。

例如，妊娠中毒症，對於懷孕的持續及生產都有很大的影響，是最需避開的麻煩。但是它的原因，與其說是高齡，倒不如說是有無肥胖、高血壓、糖尿病等併發症的影響更大，若是有併發症，即使是二十歲層，得妊娠中毒症的機率還是很大。

此外，會形成難產，是受到孕婦體力不佳或產道的軟硬，以及骨盆形狀的大小等因素所影響。總之，高齡這項危險性，只不過是眾多危險性之一而已。

對於出生前診斷的看法如何

高齡生產，較令人擔心的一點是，染色體異常的頻度頗高。以**唐氏症候群**為例，孕婦全年齡層的平均是約一千人會有一人，但三十五歲的孕婦，則是三百人有一人，四十歲則是一百人有一人，比率越來越高。但是，這也不是接受出生前診斷就可以的單純問題。

唐氏症候群

第二十一對染色體因變成三條所產生的結果。具有獨特的面貌，有智障的現象，心臟還會併發先天性心臟疾病。頻度約一千人中有一人，但隨著母體的年齡增加，罹患的機率也會增高。

出生前診斷，目前有羊水檢查、血液檢查及絨毛檢查，每項都各有幾個問題點在。

先談談羊水檢查，約在懷孕十四～十六週時經腹部抽取十二～十五 mℓ 左右的羊水，藉分析羊水中所含胎兒細胞的染色體來檢查。雖能夠準確診斷出染色體是否有異常，但在採取羊水時，因為需用細針穿過子宮，所以約三百人中就有一人因而破水或流產。

接著是最近急速增加的血液檢查（三標記檢查），是測定血液中的AFP（α胎蛋白）、hCG（人絨毛性促性腺激素）、E_3（雌甾三醇）這三種物質的濃度，用這些數值，藉著包含年齡要素在內的計算公式，計算出每個人的危險性有多少。

從懷孕十五週即可進行，採一 mℓ 的血液就能知道結果。這項檢查，不像羊水檢查會有破水、流產的危險性，其結果是以「妳腹中的胎兒，是唐氏症候群的比率是五百分之一」的方式表示。若數值越低，越叫人放心。但若數值高時也不見得絕對就是唐氏症候群兒，而數值低，也不見得一〇〇%都沒問題。不過，可以當成是否要進一步接受羊水檢查的參考。

如果接受血液檢查，只是為求「心安」，萬一結果不如預料中時，心理在沒有充分的準備下，反而會造成精神方面很大的打擊。所以建議各位，一定要在充分了解檢查的數值所具的意義及界限，與接受羊水檢查同樣的心態下來接受檢查。

絨毛檢查（CVS），從懷孕十週起即可進行，能在懷孕初期得知結果，但它所造成的流產機率比羊水檢查更高，從五十人中有一人到一百人中有一人都有，所以，只有在假設有特殊疾病時才使用。

不管是接受羊水檢查或血液檢查，都是關係到倫理及人生觀的重要問題，所以還是要先跟妳的另一半商量好。不過，現實中仍有很多人不知如何判斷而感到迷惘。不妨可利用婦產科的遺傳門診進行出生前診斷的諮商。在日本紅十字會醫療中心的婦產科，也設有生出前診斷的諮詢門診可供利用。

不要因為高齡而害怕，要積極的面對生產

最近，陣痛促進劑也引發種種話題。如果沒有使用陣痛促進劑，只能癡癡地等待陣痛的發生，只能靠胎兒自己的力量跑出來，結果母子都是精疲力盡，如果能順利生下倒還好，若是精疲力盡卻……。只要謹守正確的使用法，陣痛促進劑畢竟對產婦及胎兒還是很有幫助的。

因此，只要謹守現代醫學的範疇，高齡生產絕不可怕，也不冒險。不要因為高齡就心生畏懼，只要利用進步的醫療，正確地掌握住自己的狀態，遇到問題時要冷靜處理，要用這種積極的態度來面對高齡生產才對。

即使得子宮肌瘤仍可繼續懷孕

不僅是高齡生產，能夠繼續懷孕直到平安生下嬰兒為止的這段期間，還是會有種種麻煩會妨礙懷孕的持續，主要問題如下。

最近，子宮肌瘤及子宮內膜症等子宮方面疾病有增加的趨勢。這是因為三十歲層即開始接受子宮癌檢診的人增加，使得發現率提高所致，不必過於擔心。三十五歲～五十五歲的中年婦女較易得這種疾病，不過，如果是高齡產婦有此疾病，可就必須小心了。

尤其是**子宮肌瘤**，三十五歲以上的人五人中即有一人有這種病，可謂相當普遍。子宮肌瘤受到荷爾蒙的影響，會隨著年齡增加而加大。

在二十歲層時，因為很小，所以不易發現，大多是在三十歲層、四十歲層時才被發現。

不過，如果在得知懷孕後又發現子宮肌瘤，如果不會對懷孕、分娩造成阻礙，通常會觀察其經過，直到平安生產為止。但是，其中不乏因子宮肌瘤形成的地方或大小，而導致早產，或無法經由陰道分娩。總之，依每個人的病狀而採取不同的處置，因此與醫師商量最重要。

子宮肌瘤

在子宮肌肉形成的良性腫瘤。大多無自覺症狀，不用擔心會惡性化。子宮肌瘤形成原因不明，但可能與卵巢荷爾蒙的雌激素有密切的關係。

如果是輕微的子宮內膜症還是可以治癒

子宮內膜症雖非惡性的，但若放任不管，任其慢慢進行，最後會形成卵巢囊瘤，或使周圍的器官沾黏，所以必須積極治療才行。

不過，有時懷孕反而能抑制其進行，極輕微的症狀甚至會痊癒。大多是產後比懷孕前減輕許多。不過，也有復發的例子，因此，產後待子宮恢復之後，必須再接受診察，重新檢討今後治療的方針。

卵巢囊瘤在穩定期要動手術

卵巢囊瘤在小的時候並無自覺症狀，所以，有時是在懷孕初期的超音波檢查中才發現的。如果是惡性的就有危險，必須動緊急切除手術，若是判斷為良性且又很小的話，則只要觀察其經過即可。

子宮內膜症

原本只存在於子宮內側的子宮內膜組織，卻發生在子宮內膜以外的場所，在那裡發育的疾病。主要症狀是生理痛。大多為良性的，但因為慢性進行，所以很難痊癒。變成子宮內膜症時，卵巢會形成囊瘤，子宮會變大，很容易被誤認為是長子宮肌瘤。

卵巢囊瘤

卵巢左右對稱各有一個，如拇指般大，其中一邊或兩邊都腫脹的疾病即為卵巢囊瘤。依內部組織的種類可分類為幾種。子宮內膜症時形成的巧克力樣囊腫也是其中的一種。大多是良性的，但若是惡性時，發現太遲也會很難處理。依種類及大小，可用切開較少的腹腔鏡手術來治療。子宮肌瘤常見於三十五歲以上的女性，卵巢囊瘤則以二十~三十歲層的女性較多見，懷孕中也可以動手術。

子宮頸癌

人乳頭瘤病毒被認為是主要的形成原因。是形成於子宮頸部的癌症，以前占國內女性子宮癌的九十%，但最近稍有減少的傾向。最近有年輕化的趨勢，二十歲層得頸癌已不再稀希，必須注意。

若是直徑已超過七公分的大小，則可能會在分娩時形成阻礙，所以有時即使是懷孕中，也會在十四週時動手術切除。

此外，懷孕初期有時卵巢會暫時腫脹，但在懷孕十六週時會消失，所以不會有什麼問題。

在懷孕前最好先做子宮癌檢診

占國人子宮癌較多的**子宮頸癌**，有隨年齡增加而增多的傾向，依序是四十歲層、三十歲層、五十歲層的人較多見。原因主要是人乳頭瘤病毒的感染，感染後在幾年後才會變成癌症，因此年齡越大的人，較年輕人得癌的可能性較高。

萬一，得了子宮癌又懷孕，癌症的進行會加速，可能很難持續懷孕，所以，到了三十歲層以後，還是要定期接受癌症的檢診較好。

不孕治療後易成多胎妊娠

懷了兩個胎兒以上的多胎妊娠，是否也包含在懷孕的危險性中，目前爭論頗多。多胎妊娠的妊娠、生產，對母體的負擔增加兩、三倍，所以易罹患妊娠中毒症、缺鐵性貧血、早產等現象，生產時也較易難產。

因分娩時間拖太長，有時就必須進行剖腹產。因而，若是高齡生產，再加上多胎妊娠時，危險性就增加很多。

若是自然懷孕，高齡產婦少有多胎妊娠的現象。但若一直在接受不孕治療的人，因高齡才懷孕，所以一旦懷孕，多胎妊娠的機率就較大。是否為多胎妊娠，懷孕六週後即可由**超音波斷層法**診斷出來。

如果是多胎妊娠，一定要遵守醫師的指示，做好萬全的健康管理。但也不必過度反應，導致神經質。因為是長久接受不孕治療後好不容易才懷孕的，所以過於神經質，反而會形成壓力，提高危險性。

超音波斷層法

超音波是藉著密度的不同及距離的不同所造成的反射程度的差異。將此反射波映在映像管中用來診察的診斷法，就是超音波檢查。超音波斷層法，則是利用斷層面映出胎內的情況。產生超音波的裝置，可分為抵住腹部的經腹部超音波發振器，以及插入陰道的經陰道超音波發振器兩種。通常懷孕初期是用經陰道超音波發振器，懷孕十二週以後則大多使用經腹部超音波發振器。

成長與母體的變化

		母體的變化
	●受精卵於受精後第七天會在子宮內膜著床，到第 4 週時還只有 1 公釐大。這個時期稱為胎芽，與海馬一樣，有腮和尾巴。 ●到了第 6 週，已逐漸形成人形，可以區別出頭、身體及手腳。到第 7 週時，已成長到 15 公釐，腦急速發達，眼及耳的神經也已形成，心臟也開始跳動，內臟的分化也繼續進行。	●一旦懷孕，黃體素的分泌量增加，因此基礎體溫會持續 3 週以上高溫，會感到身體發燙、倦怠、嗜睡、噁心等，孕吐的症狀開始出現。 ●到了 4～5 週時，形成胎盤的器官開始形成，子宮增大到平常的2倍，約 9 公分大。 ●受荷爾蒙的影響，乳房會發脹，乳頭和乳暈的顏色會變深。
	●尾巴被吸收不見了，開始形成三頭身的人形。手腳的指頭分離，連指甲都可看到。 ●到第 10 週時，分開在臉的兩側的眼睛，也排列在定位上。鼻子、下顎及顴骨均已形成，臉的輪廓清晰可見。 ●心臟及內臟器官的形成均已接近完成，用超音波多普勒法可確定心跳的次數。	●高溫情形持續，孕吐的症狀也還持續著。 ●子宮增到 11～12 公分，受到增大的子宮壓迫，排尿次數增加。受黃體素的影響，容易便秘。 ●乳腺發達，乳房開始有脂肪附著，有時會有像乳汁一樣的分泌物。 ●若是不適合發育的受精卵，到了第 9 週時，大多會流產。
	●透過胎盤的血管，吸取母體的營養及氧，開始真正的成長，這 1 個月，身長約增加 3 倍，體重約增加 5 倍。 ●先前形成的腦及內臟各器官，進入發揮正常運作的階段，尤其是腦，更有顯著的發達。 ・因骨骼及肌肉也發達了，所以經由超音波斷層法可看到手腳旺盛的活動。	●子宮增至 15 公分，腹部的隆起已很明顯。 ●基礎體溫逐漸下降，這種現象會持續到懷孕後半期。 ●胎盤完成，開始分泌穩定懷孕的荷爾蒙，減少流產的危險性。 ●身體已經習慣懷孕的狀態，所以大多數的人孕吐都會消失，開始產生食慾。
	●頭如拳頭般大，為四頭身，皮下脂肪也已附著。 ●頭髮、眉毛、胎毛都開始生長，手腳的指甲也開始生長。 ●聽覺及視覺等五感發達。 ●活動旺盛，從十八週起，手腳會碰觸到子宮壁，可以感覺到胎動。 ●用聽診器也可聽到胎音。	●子宮增大為 15～20 公分，子宮底上抬到肚臍附近。 ●下腹部明顯隆起。 ●乳房不斷增大，乳腺組織製造出乳汁，因此有時會有乳汁滲出。

懷孕前期胎兒的

懷孕週	胎兒的成長			
0〜7週（2個月）	頭臂長／0.1〜1.5cm（頭到臂部的長度） 體重／4g（第7週）	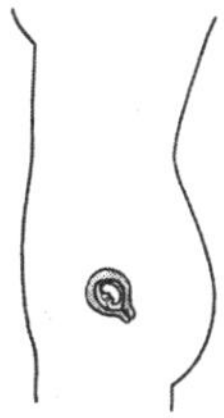	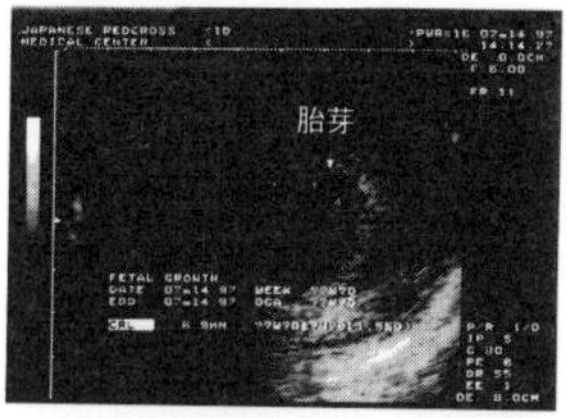	6〜7週
8〜11週（3個月）	頭臂長／1.5〜5cm 體重／4〜20g	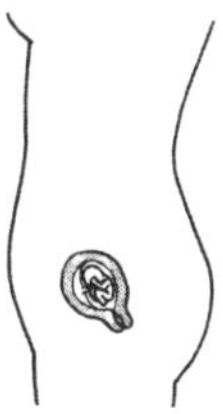	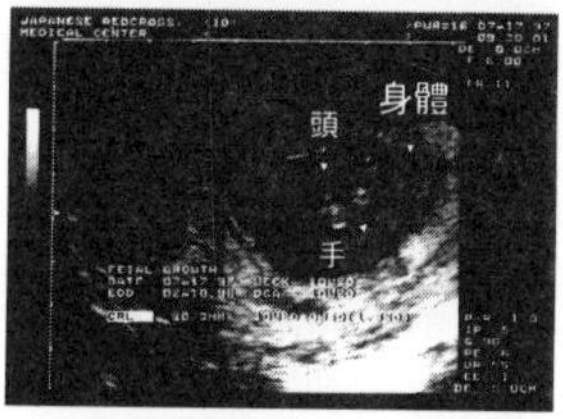	10週
12〜15週（4個月）	頭臂長／5〜10cm 體重／20〜120g	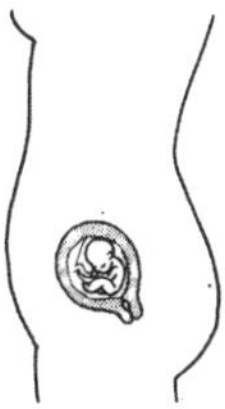	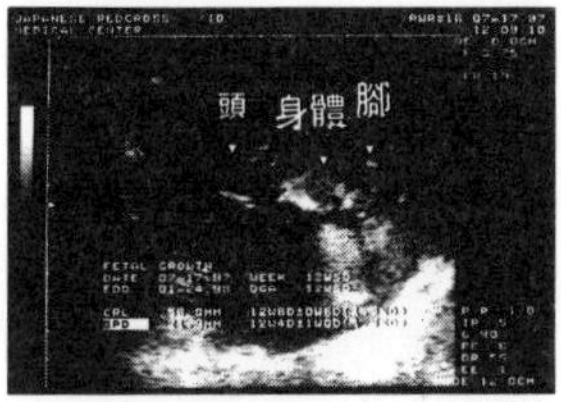	12週
16〜19週（5個月）	身高／10〜25cm 體重／120〜300g	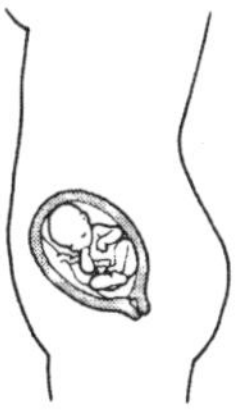	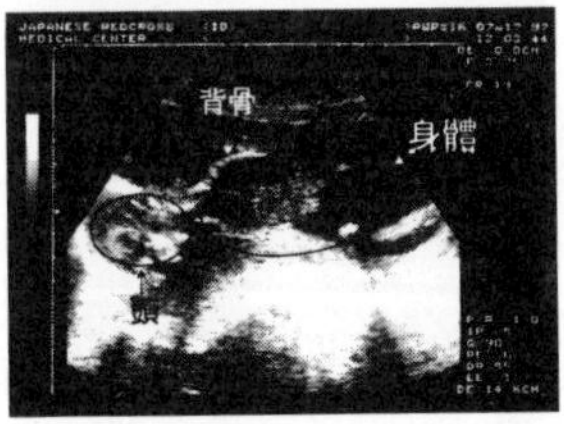	17週

圖片是利用超音波斷層法所得的畫像

第2章

懷孕前半期的孕婦生活

懷孕的徵兆與檢查

感到懷疑時也許已經過了兩週以上

大多數的人都因月經遲來才發覺可能已經懷孕。月經週期若是正常的話，而月經慢了一週，就已經是懷孕的第五週了。有時也會因孕吐的症狀或乳房腫脹等而發現，感到懷疑時就要儘早接受診察。若能儘早診斷出來，可以避免因不注意而導致流產，或是服用藥物、X光線檢查等對胎兒造成的影響，而且也能早期發

子宮外孕

受精卵不是在子宮內膜著床，而是在輸卵管、卵巢、腹腔、輸頸管等處著床的懷孕現象。懷孕六週以後用超音波斷層法檢查時，若子宮內沒有發現有胎囊（囊泡狀的著床卵）時，則疑似子宮外孕。子宮外孕的受精卵，在懷

現**子宮外孕**或**葡萄胎**等異常妊娠的現象，將對母體的影響減到最低限度。

懷孕，是從尿中分泌的人絨毛性促性腺激素而得到確認的。若沒時間去接受診察，可先用市售的妊娠判定試藥檢查一下。

最近市售的判定試藥非常敏銳，精準度極高。只要月經週期很正常，在預定的月經遲到二～三天時，若呈陽性反應，則表示懷孕已是五週了。

初診時的檢查是健康管理的指針

初診除了判斷是否懷孕之外，同時為了判斷是否能平安無事的懷孕、生產，也會進行各種的檢查，通常需花掉約半天的時間，這些檢查，將成為懷孕中的醫療及健康管理的指針。要充分認識每項檢查所具的意義，正確掌握自己的健康狀態。

問診的內容包括初潮的年齡、最後月經的時間、月經週期、有無月經困難症，以往罹患的大病及時期、本人及丈夫、近親者

孕八週時大多會破裂、流產。這時會伴隨嚴重的腹痛和出血現象。如果不趕緊除去懷孕的場所，出血會不止，所以必須趕緊動剖腹手術。最近因超音波斷層法的進步，可於破裂前發現，進行治療。

葡萄胎

受精時，來自精子成分的組織，毫無秩序的增殖的疾病。約五百人中有一人會出現這種病。懷孕七週時，即能由超音波斷層法發現。會有強烈的孕吐症狀，持續出現茶褐色的分泌物，或是有大出血等自覺症狀。如果不除去子宮的內容物，會形成絨毛上皮瘤，所以必須盡早發現，加以處理。

的既往症、遺傳病、有無藥物過敏、有無流產或實行人工墮胎、是初產或經產等。最後月經的時間是決定預產期的基準，所以要先想好記錄下來。

確認懷孕的檢查，不只尿妊娠反應檢查，還包括內診（參考七十八頁）及超音波斷層法。

藉由這些檢查，可以知道是否有異常妊娠、子宮肌瘤或卵巢囊瘤等，連以往不曾察覺的子宮內疾病都能發現。

確認是懷孕後，就要測定體重、**測定血壓**、進行血液檢查（**血型**、梅毒血清反應檢查、**貧血**、**HBs抗原**、**德國麻疹抗體價**）、**尿液檢查**等。

此外，配合需要，還要進行**甲狀腺荷爾蒙檢查**、AIDS、**衣原體**、**弓形體**、ATL（成人T細胞白血病）、**念珠菌**、**C型肝炎**等感染症的檢查。

測定血壓

收縮壓一〇〇～一三九mmHg，舒張壓六〇～八九mmHg為正常範圍值，稍低時沒有問題。

血型檢查

為了預防懷孕中或生產時必須輸血，不只ABO式，同時在Rh式當中也要調查因血型不合而引起問題的D型。D型是指母親為Rh（－），而孩子為Rh（＋）時為不適合，對母親的血液會產生抗體，嬰兒因而引起貧血及嚴重的黃膽現象。初時，大多不會形成抗體，若有症狀出現時，必須用光線療法或換血。若是Rh（－）時，則必須到設備周全的醫院生產。

貧血檢查

血液一〇〇mℓ中所含的血紅蛋白量為十一公克以下時視為貧血。原因幾乎都是因為缺鐵。胎兒都是靠母體的血液供給營養，所以貧血嚴重時，會導致胎兒的發育不良。

HBS抗原檢查

調查有無B型肝炎病毒的檢查。若為陽性時，要觀察懷孕期間肝機能有無惡化。此外，生產時，產道出血可能會感染到新生兒，所以生產後新生兒要接種疫苗。

德國麻疹抗體價的檢查

在懷孕初期若罹患德國麻疹，胎兒會得先天性德國麻疹症候群，會有視

流產的預防與管理

自然流產大多會在懷孕九週前發生

到懷孕二十一週之前胎兒死亡都稱為流產，不過，事實上大都集中在懷孕九週之前，占八十五~九十%。受精卵中原本染色體數就異常的、不適合成長的也包含在內，大多在懷孕九週時就停止生長，最後隨著出血而排出，這就是一般的自然流產。

高齡之後流產率會提高，是因為先前所敘述過的，染色體異常的發生率較高，所以大多會自然流產。不過過去若有幾次流產經驗的話，則可能是**習慣性流產**。

總之，年齡越大越容易流產，所以月經一旦遲來，最好要儘快就診。

有時也會在不知懷孕的情況下流產，用超音波斷層法檢查發現，第七週的流產占八十%，到了第八週，則大致一〇〇%都能

診斷出來。若經確認為流產，因胎兒及子宮內的胎盤等都必須取出，所以若感到可能流產時，一定要盡速就醫。

此外，如果萬一流產，則必須靜養一週，至少隔三個月才能再懷孕。

第十週以後的流產是可以防止的

進入第十週後自然流產的頻度銳減，受精卵有九十～九十五％都能成長。不過，因**子宮內感染**及**子宮頸管無力症**等子宮異常或糖尿病等併發症、德國麻疹或弓形體等感染症會引起流產，所以必須注意。

此外，在胎盤完成之前，若拍打腹部、極度的疲勞或是強烈的精神壓力等，也會導致流產。因疾病造成的流產也是無可奈何的，但像這類人為的流產，只要注意就能預防，至少在胎盤形成的第十五週前要充分注意。

尤其是有工作的人，因為過度疲勞及壓力，更會增加這些危

力、聽力異常或心臟畸形等現象出現。德國麻疹的疫苗，應該在懷孕前的二個月以前就要施打，懷孕後就不能注射。如果沒有免疫力，懷孕期間就必須十分注意，避免得到德國麻疹。

尿液檢查

檢查尿蛋白和尿糖。懷孕中影響最大的併發症是妊娠中毒症、腎臟病及糖尿病。為了發現這些疾病，所以必須在每次的定期檢診中檢查尿液。

甲狀腺荷爾蒙檢查

一旦有甲狀腺機能亢進症時，容易引發妊娠中毒症及早產，所以必須測定血液中的甲狀腺刺激荷爾蒙、甲狀腺荷爾蒙。

險性。儘可能避開巔峰時間通勤，採用時差出勤。也儘量避免必須一直站著或活動劇烈的工作。

法律上也有勞動基準法及男女雇用機會均等法為依據，孕婦有權利提出申請，或根據醫師的指導注意，要求雇主變更工作內容或縮短工時。如果提出申請卻不被接受，或執行上有困難時，則要多利用有給休假讓身體休息，不使疲勞堆積，這也是自己實踐保護母體的方法。

若有下腹部痛及出血現象時要立刻就醫

流產的徵兆是腹痛和出血。如果有鮮紅色的出血、血塊，或者是茶褐色或黑褐色的分泌物，都可能是流產，要迅速就醫。但是，即使有出血也不見得就已經流產。

在有輕微疼痛或出血時接受適當治療的話，只要胎兒很有元氣，懷孕還是可以繼續下去。

AIDS（後天性免疫缺乏症候群）

性行為感染症（STD）的一種。血液或精液中所含的HIV（人免疫不全病毒）遭到感染而引發的疾病。懷孕時容易惡化，也可能經由胎盤、產道引起母子感染。因為懷孕，母體的愛滋病容易發症，所以大多會實行墮胎手術。最近，據說對孕婦投與預防愛滋病發症的藥AZT，可以使懷孕持續下去，這種嘗試已經開始進行了。

衣原體

這也是STD的一種，最近有增加的傾向，孕婦的感染率約六%。初期時，男女都沒有自覺症狀，因此即使感染了也不會察覺到。嚴重時，女性會引起附屬器官炎，導致不孕症，所以必須注意。如果在感染的情況下生產，胎兒會因產道感染引起結膜炎或肺炎。如果在懷孕期間治療，則母子都不會有感染的危險。

弓形體

弓形體是寄生於貓的小腸中的原蟲，如果吸入貓糞便中排出的卵，就會被感染。一旦感染，就會造成胎盤感染，胎兒可能會出現水腦症或小腦症。若是懷孕前感染，因母體已經形成抗體，所以不必擔心。但若懷孕時想養寵物的話，就必須充分注意衛生管理。不過，事實上有弓形體寄生的貓很少，感染率也很低。

有併發症時

盡可能在懷孕前先跟醫師商量好生產的可能性

除了高齡的危險之外，有併發症時，對母體及胎兒的負擔都會加重，有時會因懷孕而使症狀惡化。不過，以前罹患必須放棄懷孕、生產的疾病，最近只要持續治療，能平安生下孩子的例子也增加了。

患有慢性病的人，最好在懷孕前先跟醫師商量一下懷孕、生產的可能性，在取得醫師同意後再懷孕。

懷孕期間，通常婦產科醫師還必須負責併發症的治療，與宿疾的主治醫師必須保持密切的聯繫，同時管理懷孕及疾病。由主治醫師來介紹婦產科醫師當然最理想，若是自己選時，為了以防萬一，就要選擇設備完善的綜合醫院或大學醫院。

ATL（成人T細胞白血病）

擁有這種病毒的人，在四十～五十歲層以後每二十～五十人中有一人會有白血病發症的危險。經母乳感染是主要的感染管道，因此若是陽性時，就要控制授乳，以防母子感染。

念珠菌

是一種霉菌，常存在於陰道中，近二〇％的孕婦帶有這種菌。在陰道內繁殖就會引起發炎，分泌物會摻雜白色的殘渣，會發癢。嬰兒若經由產道感染上時，會罹患皮膚念珠菌症或鵝口瘡。只要將抗念珠菌劑塞入陰道內治療，一週內即能治癒，但很容易復發，要注意。

要注意高血壓症可能會併發妊娠中毒症

患有高血壓的人一旦懷孕時，血壓會因懷孕而惡化，藉著減鹽等飲食療法或服用降壓劑進行血壓管理，也可以平安無事的生產。但是，一旦併發妊娠中毒症時容易重症化，因此，要注意避免肥胖及過度疲勞，以免併發妊娠中毒症。

為了便於管理及檢查，糖尿病孕婦必須住院

糖尿病有遺傳的要素存在，若家族中有糖尿病遺傳的人，可能會因為懷孕而發病。

如果併發糖尿病，可能會導致重度的妊娠中毒症，生下巨大兒，或因胎盤機能不全而導致胎兒發育不良，即使是輕微的症狀，分娩後，嬰兒也有可能引發**低血糖症**。只要注射胰島素或嚴格進行食物療法，萬全地管理血糖，還是可以生下健康寶寶。因此，為了便於管理及檢查，大多需要住院。

懷孕前半期的度過方式

再忙也必須接受定期檢診

定期檢診在二十七週之前是四週進行一次。尤其是沒問題時，有人會認為每次都是做同樣的檢查，偶爾一次不去也……。但是，懷孕常有難以預測的問題發生，尤其是高齡產婦，所以一定要接受定期檢診，儘可能在早期發現異常。

定期檢診包括**內診**、**外診**、超音波斷層法、體重測定、血壓測定等等。

要與醫師好好地取得溝通

即使是高齡生產，如果檢查並無特別問題時，醫師也不會特別處理。不過，若真的感到不安或擔心，想找醫師談談時，還是可以提出來和醫師商量。

Ｃ型肝炎

因感染Ｃ型肝炎病毒而引起的疾病。現在首先要檢查血液中的抗體價，若為陽性，就必須調查有無病毒。與Ｂ型肝炎的注意事項相同，但現在還沒有施行對新生兒的疫苗接種。

習慣性流產

通常指連續三次以上的流產。原因是自體免疫疾病、子宮畸型或是夫婦的ＨＬＡ抗原（白血球表面的蛋白型）過於一致所造成的。

子宮內感染

各種的病原菌或衣原體，從陰道上行感染所引起的，甚至可能波及子宮及卵巢。懷孕時發生的話但是，在醫院每人的診察時間有限，所以要先把想問的問題記錄下來，掌握要領來請教醫師。若只是生活上的芝麻小事，可先請助產士或護士看一下，診察後再請助產士或護士回答。

如果光是定期檢診還是讓妳感到不安，想要增加次數時，也許可以請求增加看診的次數。不過，要先預約，且要在診察時間內到達，遵守這些基本原則。

孕吐時只吃想吃的東西

懷孕後約七十%的孕婦都有過孕吐的經驗。孕吐的原因不明，不過，有人說是子宮中形成的絨毛組織所分泌的物質使身體不能適應所造成的。身體在適應懷孕的狀態後，症狀就會逐漸減輕。並不是高齡產婦的孕吐症狀就會比較強或弱，會產生何種症狀有很大的個人差異。以吃不下的症狀為多見。

懷孕初期，胎兒還很小，不能從母體直接獲得營養，所以不必為了胎兒勉強吃東西。只要是媽媽想吃的就高高興興的吃。有

，包括胎兒的卵膜會發炎而易破裂，是形成破水、流產及早產的原因。

子宮頸管無力症

也稱為子宮頸管不全症。位於子宮口的頸管組織較弱，所以在懷孕二十週左右，子宮口就會張開的疾病。如果能在流產前發現的話，就能動束縛子宮頸管的手術，在生產前能杜絕流產、早產。

低血糖症

體內的血糖濃度降低而引起的症狀。如果發生在嬰兒身上，嬰兒會沒有活力，哭聲微弱，重症時還會引起痙攣。分娩後，要進行血糖檢查，利用點滴補充葡萄糖來治療。

內診

醫師一隻手伸入陰道內，另一隻手抵住腹部上方，好像用兩隻手夾住子宮似的，用來檢查子宮的大小、形狀、硬度、位置或卵巢、輸卵管有無異常等，是婦產科的一種檢查方法。此外，也可以使用陰道鏡，調查子宮口顏色的變化及陰道的狀態。

外診

測量腹圍、子宮底的大小，檢查有無浮腫。檢查腹圍或子宮底的大小是否與懷孕週數符合，診斷羊水量有無異常等。浮腫是妊娠中毒症早期發現的訊息，主要是觀察足脛的浮腫。

的人的體重會減輕，若只是二～三公斤，孕吐時期過後就能恢復，不需擔心。

進入第十四週後孕吐就會減輕

孕吐也包括精神要素，所以轉換心情也能減輕孕吐的症狀。通常在第十週時就會比較輕鬆一些，到第十四週就完全沒有孕吐的症狀了。

之前的忍耐，到此時也許會感到輕鬆多了。最重要的是不要以為自己是病人。不舒服時，與其請假在家休息，倒不如去上班，讓自己埋首於工作中較能減輕症狀。要能巧妙轉換心情，過著規律的生活。

但是，若連水也喝不下去，尿也排出來，因嘔吐而導致嚴重的脫水症狀時，就必須住院注射點滴了。重度的孕吐一般只占全體十％以下，但若過於逞強時，會使體調失調，所以有工作的人，還是應該以胎兒為優先，這才是萬全之策。

腹帶或束腹的綁法不是要勒緊，而是要從下面支撐

懷孕滿五個月後有綁腹帶的風俗。不必一定執著於某一天，只要不放心就可以綁。最近的人大多綁孕婦帶，但要注意不要綁得太緊。腹帶或孕婦帶，並不是用來勒緊腹部，而是用來從下面支撐腹部的。

有的人因為怕肚子太大或是體形變形，因而拼命勒緊。但勒得太緊會造成血液循環不好，是形成**靜脈瘤**的原因之一，所以一定要注意。

性生活要採不會壓迫腹部的體位來進行

在胎盤完成的第十五週以後，如果沒有特別異常的現象，可以恢復性生活。但是，要注意不可壓迫到腹部，可採結合較淺的體位。此外，對乳房的愛撫會促進子宮的收縮，所以要避免，而且因容易感染，必須注意清潔。

靜脈瘤

大腿根部、膝內側、小腿肚等處的靜脈凸出，青筋浮現、會疼痛症狀，懷孕後半期容易出現。因荷爾蒙的作用靜脈壁鬆弛，增大的子宮壓迫到骨盆內的血管，引起靜脈瘀血而產生的現象，在懷孕中很難治療。為防止惡化，要活動足腰，促進下半身的血液循環。躺下時把腳抬高也可以減輕。使用具支撐力的孕婦褲襪也有效。

體重控制與飲食生活

在懷孕第二十週時體重會增加一～二公斤

懷孕中的肥胖，會引起血壓上升，導致妊娠中毒症。

高齡生產的人，血管比年輕人硬，血壓容易上升，新陳代謝降低，有肥胖傾向，要多注意。

懷孕後，若把胎兒和子宮、胎盤的重量，以及為養育胎兒而增加的血液及水分的增加量，生產、育兒必須的能量蓄積等合計起來，估計會增加七～八公斤的體重。但是，這是指懷孕前是標準體重的人，若懷孕前體重已超過標準體重二十％以上肥胖的人，則生產、育兒的必須能量蓄積，反會造成不良影響，所以必須控制體重，只能增加五公斤以下。

必須注意的一點是體重增加七～八公斤，不是單純的以四十週來除，二十週內增加三～四公斤也無妨。十五～二十週，因孕吐剛結束，食慾恢復，在這期間放心地增加三～四公斤的話，往後胎兒、羊水及血液量等都會大量增加，所以，想在生產前將體重控制在只增加七～八公斤，恐怕會有困難。

懷孕二十週時，肚裏的胎兒只有五〇〇公克，所以這時期的體重以增加一～二公斤最理想。

攝取熱量不如攝取均衡的營養

在懷孕前半期，要攝取適量的熱量，一天要一九五〇卡路里，但活動量及體格因人而異，所以還是要按體重的增減來調整較好。但是每天量體重，心情隨著數字的升降而起伏也沒有意義，只會徒增壓力而已。

最好是一週量一次，在早上排便後等固定的狀況下量，一週內以不增加二〇〇公克以上為原則。

懷孕最需要的莫過於良質蛋白質及豐富的維他命，以及形成胎兒骨頭及血液的鈣質及鐵質了。尤其國人容易缺乏胡蘿蔔素、維他命D、鈣質及鐵質，因此更應積極攝取。

工作時要注意外食的問題

上班的孕婦，午餐外食常是導致熱量過剩的元凶。像職場內的員工餐廳，菜色都有營養管理，所以不用擔心。但是一般的餐廳或小吃店，則不僅熱量過高，連鹽份都太多。

鹽份攝取過多會導致浮腫及血壓上升，是妊娠中毒症的誘因，而飯或麵包等主食若攝取過多，也會導致肥胖。鹽份一天要控制在六~七公克以下，所以一餐以二公克左右為標準。

外食時，儘量選擇味道較清淡的料理，或者是以調味料調味、自己能夠調整的料理，調味醬最好不去動它。麵類的湯也儘量不要喝。

此外，晚餐要自己做，做些口味清淡的料理，以彌補午餐的營養不足。

要戒煙，控制酒精

長年工作下來的女性，有不少人都已是煙酒不離身。明知煙酒對胎兒不好，還是有不少人都無法戒除。

煙中的尼古丁會促進子宮血管的收縮，血液無法順利循環至胎盤，會使胎兒發育不良，導致生下未熟兒或低體重兒，也可能導致早產或死產。

有長年抽煙習慣的人，有不少人都有血液循環不良及缺鐵性貧血的現象。所以，一旦發現自己懷孕時，最好儘早戒煙。

此外，關於酒精方面，孕婦大量飲酒，得**胎兒性酒精症候群**的機率很高。不過，偶爾喝一杯啤酒或葡萄酒，應該沒有問題，不必擔心。

胎兒性酒精症候群

指懷孕中大量飲酒的母親，生下身體發育或精神發達都遲緩的孩子的比率很高。尤其是腦及各器官正在形成的懷孕初期，大量飲酒會造成很大的影響。

成長與母體的變化

		母體的變化
	●骨骼及肌肉逐漸發達，羊水量也增加，因此胎兒能在子宮中自由活動，感到胎動的次數也增多了。 ●從骨骼的位置及長度，可判斷出性別。 ●白色的胎脂覆蓋著暗紅色透明的肌膚。 ●腦下垂體、卵巢或睪丸、甲狀腺等會分泌荷爾蒙，同時也會排尿。	●子宮約 20 公分大，腹部大大地隆起，體重也會增加。 ●骨盆內會引起淤血，所以便秘、痔瘡、靜脈瘤等問題會增加。 ●大多數的人都能感到胎動。
	●皮膚略帶紅色。 ●男孩原本在腹部的睪丸會下降到陰囊，性器接近完成。 ●身體各器官的功能已完成到某種程度，但呼吸器官及肺未完成。生下來後，藉著未熟兒醫療，存活率可達 75%。 ●羊水量增加，胎兒能自由活動，因此有時檢診時會發現倒產的現象。	●腹部往前凸出，很難取得平衡，會有腰痛、腳抽筋的現象。 ●因腹部突然增大，所以會出現妊娠紋，有時皮膚會發癢。 ●胎兒成長所需的血液增加，血液循環失調，有時會感到頭暈。
	●接近成熟兒。 ●聽覺大致已經完成，對外界的聲音會有反應。 ●因身體變大，胎兒無法再自由的在羊水中游泳，慢慢會變成頭朝下的姿勢。	●子宮增大為 27~29 公分，子宮底接近肚臍及心窩中央，所以胃會有壓迫感，心臟及肺的負擔也會增加，會引起心悸、呼吸不順暢等不快症狀。 ●身體變大的胎兒，需要營養及氧氣，而且為了交換廢物，血液循環量增加，身體容易積存水分，容易產生浮腫。
	●覆蓋在全身的體毛消失，頭髮長約 1cm 左右。 ●腎臟、肝臟、皮膚的機能開始成熟。	●子宮來到心窩正下方，壓迫到心臟及肺，增加不快感。 ●身體開始為生產做準備，陰道及子宮下部形成軟產道的部分變軟，會有腫脹感，分泌物增加。
	●皮膚的紅色變淡，皮下脂肪發達，已有圓潤的嬰兒形狀。頭髮也長到 2～3cm 以上，指甲長得比手指快。 ●肺機能、消化及排泄機能也都發達到可以自立了，得到母體的免疫抗體，已經做好萬全的準備，隨時可以生下。 ●頭朝下進入骨盆內，因此活動量減少。	●子宮大到 33～35 公分，因胎兒下降，對胃、肺、心臟的壓迫感消失，感覺比較舒服。 ●膀胱受下降的胎頭壓迫，排尿次數增加，腳會抽筋。 ●陰道及子宮口等處的肌肉變軟，黏液性的分泌物增加。 ●一天會出現幾次前驅陣痛，而且會有不規則的肚子發脹現象。

懷孕後期胎兒的

懷孕週	胎兒的成長			
20～23週（6個月）	身高／25～30cm 體重／300～600g	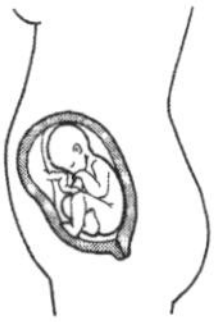	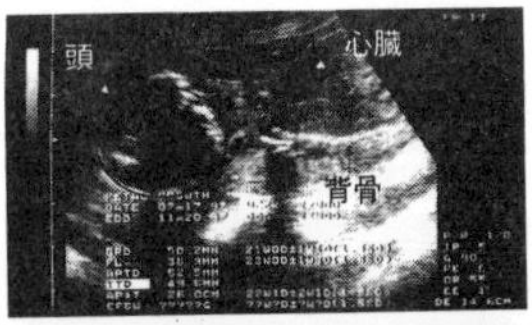	22週
24～27週（7個月）	身高／30～35cm 體重／600～1200g	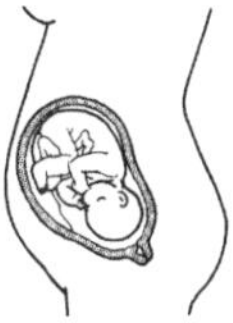	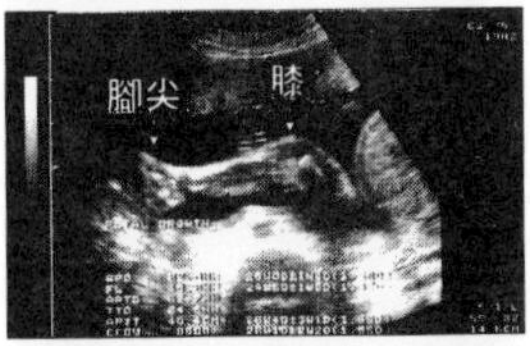	25週
28～31週（8個月）	身高／35～40cm 體重／1200～1700g	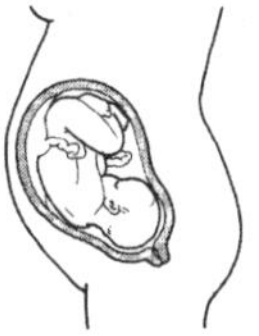	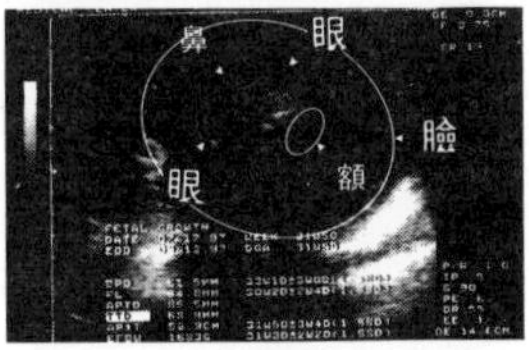	29週
32～35週（9個月）	身高／40～45cm 體重／1700～2500g	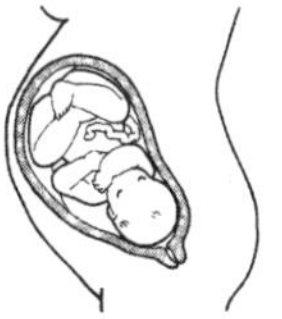	（32週以後因胎兒成長變大，所以只能得到身體部分的影像，將這些綜合起來，檢查是否有發育異常的現象。）	
36～39週（10個月）	身高／45～50cm 體重／2500～3500g	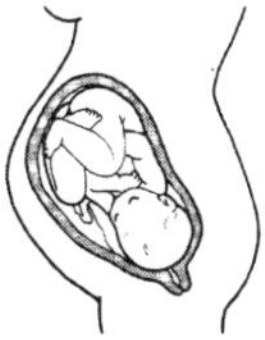		

圖片是利用超音波斷層法所得的畫像

第3章

懷孕後半期的孕婦生活

早產的預防與管理

未滿三十三週的早產需用保溫箱養育

在懷孕二十二～三十六週之內生下的稱為早產。但是，只要過了三十四週，嬰兒即有在外界生存的能力，所以不用擔心。

問題是未滿二十二～三十三週生下的孩子，身體各器官都未臻成熟。在這一時期生下的孩子，身體的各種機能都還不完善，為補給營養，必須注射點滴，有時還必須戴上**人工呼吸器**在保溫

人工呼吸器 利用機械將空氣送入肺中，藉此使肺擴張、弛緩，進行呼吸的人工器具。

箱中養育，養育需要高度的技術。即使生命無異常，但是也可能會留下**腦性麻痺**、腎臟或肺部障礙的後遺症。

原因除了併發症外，也可能是媽媽的粗心大意

引起早產的原因有很多，最常見的是子宮內感染引起前期破水而導致早產。

妊娠中毒症也是一大原因，多胎妊娠、子宮肌瘤、**羊水過多症**等，易促進子宮收縮的併發症都是原因。

此外，高齡生產也容易引起早產，但是，早產的發生率二十歲層與三十歲層同為十%，四十歲層的早產率，有的人說會提高，有的則說不會，兩方都沒有明確的結果出現。高齡生產易引起早產，可能是高齡生產併發妊娠中毒症或子宮肌瘤的機率較大的緣故吧！

此外，若有**前置胎盤**的現象，因持續出血會危及母體的生命，結果就只能選擇剖腹提早生產了。

腦性麻痺

從懷孕中經過生產到新生兒（出生後四週內）為止的期間，由於腦處於低氧狀態等所引起的損傷造成的症狀。以運動障礙為主，未必會有智障出現。滿兩歲之前症狀會出現，所以如果孩子的頸部不夠硬挺，或爬行、步行等方面的發達比平常兒慢很多時，最好接受診察。

羊水過多症

通常為三〇〇～五〇〇 ml的羊水量，如果多到八〇〇 ml以上時稱為羊水過多症。原因大多是胎兒有食道閉鎖、或是巨大兒、多胎妊娠等胎兒有異常時。如果母體有糖尿病等併發症時，也會引起這種現象。

前置胎盤

通常指附著在子宮上部的子宮壁的胎盤，附著到子宮下部擋住子宮口時的狀態。如果長子宮肌瘤或子宮形狀異常時，或者是經常動人工流產手術時容易引起這種現象。懷孕中期以後，部分胎盤會伴隨子宮的收縮而剝離，會出血，但不會痛。懷孕二十週左右，能由超音波斷層法診斷出來，如果有出血的危險時，最好住院保持靜養，視情況而定，有時需投予子宮收縮抑制劑，等待胎兒成長後再以剖腹產方式生產。若大量出血時，即使懷孕週數不足也要動剖腹產手術。

腹部發脹的情形若持續數次就要注意了

早產的徵兆是肚子發脹疼痛及少量的出血。即使出血只有少量，也要立刻受診。

肚子發脹的情形，在懷孕後期隨時都可能發生，所以容易被忽略，如果休息一下就好了，但不久後又發作的話，就必須接受診察。如果是伴隨疼痛的肚子發脹，就要儘早接受診察。

不管任何一種情況，都不會造成大出血而早產。但是若不會感覺疼痛，肚子有點發脹的狀態下就要去接受診察。可是，肚子發脹到底是何種狀態，有些人會搞不清楚。若只是小事卻小題大作，會感到難為情，但有時卻會因此而延誤就醫。

基本上若是擔心就要接受診察，即使沒什麼特別令人擔心的狀態，也不需感到難為情。

妊娠中毒症的預防與對策

要注意浮腫及體重的急速增加

先前已經敘述過了，妊娠中毒症是與懷孕有關的最可怕疾病，雖不是高齡才有的危機，但高齡產婦的確較易罹患此病。因此必須比年輕人更注意預防。

妊娠中毒症的發症，大多在懷孕二十八週以後，但有的在二十週時就會出現。高血壓、蛋白尿、浮腫是三大症狀，其中一種症狀出現時，都有可能是妊娠中毒症。

三大症狀當中，高血壓和蛋白尿若沒有特別嚴重，並不會出現自覺症狀，所以一定要定期檢診，定期追蹤。

浮腫大多因自覺症狀而察覺，懷孕的人大都有過輕微浮腫的經驗，到了懷孕後期，一到傍晚，腳的浮腫就特別厲害。要注意的是，如果到早上浮腫仍沒有消退，尤其是按壓足脛時，若陷凹沒有恢復，或是臉或手都有浮腫時。

此外，即使看不出有浮腫，但體重在一週內增加五百公克以上時，則可能是因浮腫造成的。不管哪一種狀況，都要儘早接受醫師診察。

預防對策是防止肥胖、減鹽和充分的休息

肥胖和鹽份攝取過多都易導致高血壓，是引起妊娠中毒症的關鍵。鹽份攝取，一天應控制在七～八公克以下。在家中自己親手做飯菜，比較不會有鹽份過剩的問題。問題是外食及市售的加工食品。

最近，有標示熱量及鹽量的加工食品增加，減鹽食品也上市了，一定要仔細選擇。此外，有人以為水份攝取過多會導致浮腫，但事實上不需限制水份。

高齡產婦，有時會因工作而過於疲勞或壓力堆積，忽略飲食生活，容易導致妊娠中毒症。工作雖重要，但妳一定要有充分認

識，腹中的胎兒才是最重要的，千萬不要過於勉強。

累了就躺下來休息是最好的，因為躺著時，流到腎臟的血液量增加，就能減輕腎臟的負擔。

治療的基本是飲食管理與安靜

一旦得了妊娠中毒症，最重要的就是要在輕症時治療，免得變成重症。若是輕症，母子都能沒問題的生產，產後也能自然痊癒。

輕症時要遵照醫師的指示，在自己家裏進行飲食治療，安靜休養，但若在家療養仍無法改善時，重症時就要住院治療了。住院治療也是以食物療法和安靜為主，會配合症狀投予降血壓的降壓劑，或是服用能消除浮腫的利尿劑等。

如果住院仍無法改善症狀，由於胎盤機能減退，胎兒的發育不良，而有**常位胎盤早期剝離**的危險時，就要用剖腹生產等方法提早分娩。

常位胎盤早期剝離

胎盤在正常的位置，但在胎兒出生之前卻剝離的疾病。整個腹部變硬，產生劇烈的疼痛，還有大量的出血。胎兒的死亡率高達八十%，母親也可能會休克，所以有症狀出現時就要緊急治療。一旦成了妊娠中毒症時，危險性會增高。雖然是罕見的疾病，但因很難預測，所以在懷孕末期，若有強烈的腹痛及出血情況時，一定要立刻就醫。

妊娠後半期的度過方式

即使是安定期也不能掉以輕心

胎盤完成懷孕十五週以後一般稱為安定期，比較不需擔心流產的問題，所以可以過著比以往更積極的生活。到懷孕二十週為止，若無異常，可以做產婦游泳等的運動或旅行，或是去買住院及育兒所需的東西，或者是先安排一下孩子要寄放在哪裏等等，在生產之前，這是最適合做準備的時期。

但是，雖說是安定期，也不能像懷孕前做什麼都不在乎，尤其是繼續工作的孕婦更需注意。因為肚子還不是很明顯，周圍的人及自己都感到很安心，以為沒問題而過於努力。

通常在懷孕三十四週以後才開始請產假，過了三十四週以後，即使早產，胎兒也已具備在外界生存的機能，所以大多能存活。可是進入安定期的胎兒還很小，各器官都還未成熟，萬一生下也很難養育，或者會有假死或死產的現象。所以，即使在安定期也不能過於勉強。

一定要接受定期檢診

定期檢診在第二十八週以後，每兩週要檢診一次。懷孕後半期容易引起妊娠中毒症、早產等各種問題，尤其是高齡生產時，更應定期接受檢診。

至少要參加一次媽媽教室以收集情報

媽媽教室通常都由醫院、婦產科等醫療機構，或是地區衛生所或母子健康中心等主辦，由婦產科醫師或小兒科醫師、助產士或保健士等專家，傳授從懷孕、生產到育兒的基本知識，每週一～二次，一個月四～六次的課程，但有些高齡產婦，都以工作忙碌無暇前往，或自己看書獲得的知識就已足夠為由，拒絕去上課。

的確，現在以孕婦為對象的雜誌或書籍很多，基本知識可以從書中獲得。但是，如果存有「去媽媽教室比較好嗎……」的心態，表示對生產還有不安，或是喪失自信，所以如果有不安，最好還是出席。

如果是醫院或婦產科開設的媽媽教室，能和醫療成員碰面，也能順便觀摩分娩室及新生兒室等醫療設施，這也是它的優點，能夠有效消除對生產的不安及緊張。而由地區衛生所舉辦的媽媽教室，則有機會認識住在同區的孕婦。

此外，也有為上班的孕婦開設星期六下午或平日晚上的課程，參加這樣的媽媽教室，可以有機會認識同在上班的孕婦或是高齡產婦。

不要以為參加媽媽教室是浪費時間，要把它當成情報收集處，至少也要參加一～二次。

若想得到丈夫的協助，回娘家生產反而會得到反效果

若預定回娘家生產，在懷孕三十二週前要到預定生產的醫院

接受診察才能安心。至少在這時期之前先決定好要生產的醫院，並請以往看診的醫院寫介紹信。

回娘家生產，雖然能得到有經驗的父母幫助，但生產及生產後的育兒工作，丈夫卻難以參加。陪著開始陣痛的妻子，或替剛初生的嬰兒換尿布，男人要藉著這些工作才能培養出為人父親的自覺。

光是回妻子的娘家探望，在最重要的時期，丈夫卻只是「客人」，往後也只是偶爾幫忙而已。尤其是產後，妻子若想繼續上班時，在必要時丈夫卻無法擔負起育兒的工作就麻煩了。所以如果要回娘家生產，最好還是短期間就好，和丈夫二人一起擔負起產後的育兒工作才是最重要的。

產假是迎向產後生活的充電時間

有工作的孕婦，從懷孕三十四週就開始休產假。放產假後，心情放鬆，生活就會亂七八糟，放肆地大吃特吃，就會引起肥胖的問題。所以，應該好好珍惜屬於自己的時間，親手做料理，好好地進行營養管理，以消除以往午餐外食或公司應酬等吃過多的部分。當然還必須為住院及產後的育兒做準備。

如果拒看以年輕產婦為主的雜誌，可能就得不到種種商品的情報，事後才後悔不已。

尤其短期用的嬰兒用品，用租的較划算，但還是要選擇及安排好這些物品。另外，也需考慮到早產的可能性，要儘早準備好住院用品。

有工作的人要先檢討一下產後的托兒問題，事先收集好這方面的情報。

產假，是自己能自由運用時間的最後機會。產後，開始育兒後就挪不出時間了，因此會有壓力積存。像劇場、電影院、音樂會、展覽會、演講會等，有了孩子就去不成了。倒不如趁這個時候，充分享受一下讀書或自己的興趣，為了自己，安排一下有意義的生活。

創造健康的身體迎向生產

注意飲食，避免體重增加過多

在第2章中也敘述過體重控制的問題，懷孕中體重的增加，到三十週到達折返點。到生產之前只能增加七～八公斤的話，那在三十週前只能增加三～四公斤。

懷孕後半期胎兒會不斷增大，稍有疏忽，體重就會直線上升。有時甚至一週會增加五〇〇公克以上，當然也可能是浮腫的問題，所以一定要儘早接受醫師的診察。

懷孕後半期，胎兒的體重也會增加，因此攝取的熱量也必須增加，一天以二一五〇卡路里為基本。

但是，這還是要按個人的體重來增減，體重已經增加太多的人，這時就不需刻意增加熱量。

重要的是，攝取營養與攝取熱量是完全不同的兩回事。懷孕後半期，胎兒成長需要大量的鐵質及鈣質，所以需要攝取充分的蛋白質、維他命及礦物質。要增加熱量，就是要多吃些含有這些營養的肝臟、蛋、黃綠色蔬菜、乳製品等。麵包、飯或是點心，就沒有必要增加了。

利用適度的運動創造健康的身體

適度的運動，能夠幫助預防懷孕中常見的腰痛、背痛、靜脈瘤或痔瘡等，而且還有效的控制體重。

不管是游泳或體操，要選擇適合自己的運動種類，不要勉強。即使不運動，散散步也有效。保持身體活動的狀態，即使體力或肌力沒有增加，至少也不會衰退，這樣比較能夠安產，對生產也比較能產生自信。

高齡產婦產道有較硬的傾向，所以沒有體力運動的人，光做些能使骨盆周圍及股關節柔軟的孕婦體操也可以。

孕婦體操

充分張開股關節的運動

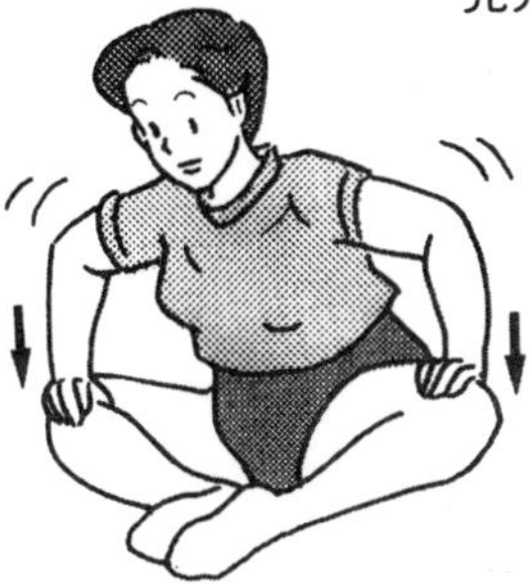

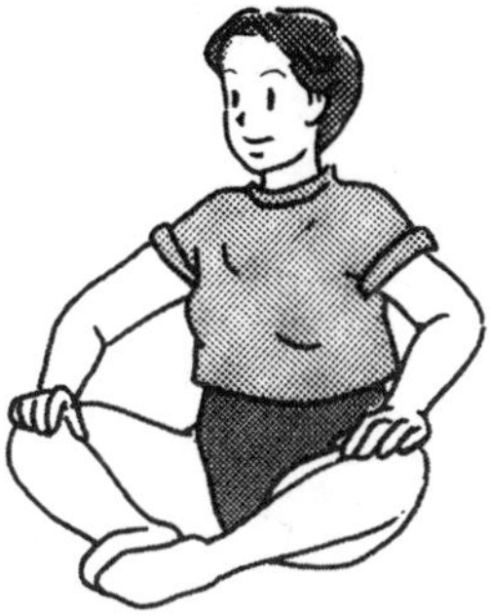

張開股關節較容易取得生產的姿勢。

①雙腳併攏，背脊挺直坐下。

②雙手按住兩膝，張開股關節。早晚各進行 2～3 分鐘。使產道柔軟的運動。

使產道柔軟的運動

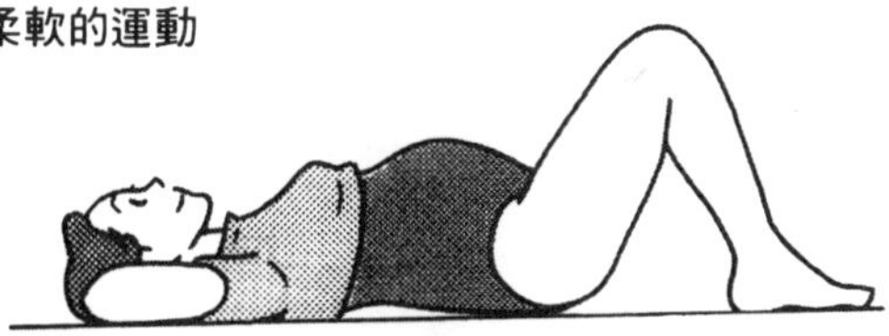

促進骨盆底肌肉的血液循環，使其柔軟。

①仰躺，雙臂墊在腦後，雙膝直立。

②緊縮肛門，靜靜抬起腰，數到 10 之後再回到①的動作。每回做 10 次，早晚 2 回。

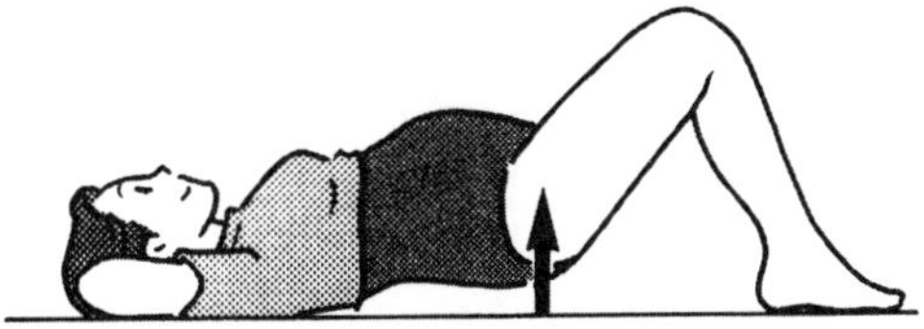

乳房的按摩

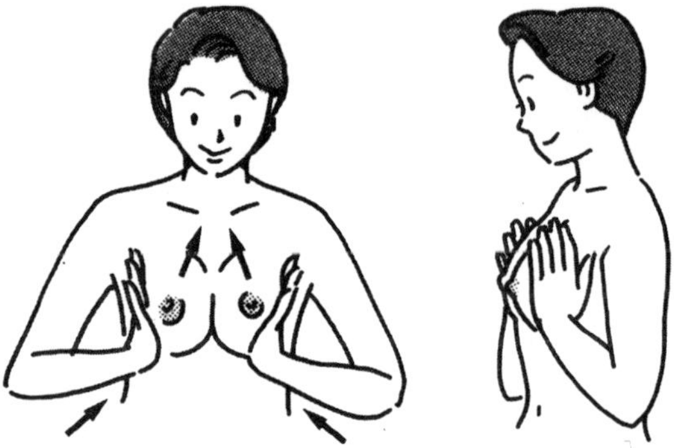

↑①從兩側將左右的乳房朝內側上方往上推，5 秒內要進行兩次，反覆進行十次。

→②手臂保持水平，手腕成直角按壓左右乳房的兩側，用力再放鬆。

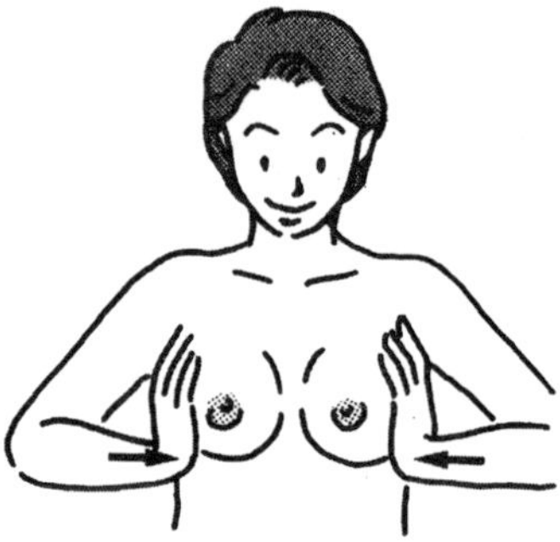

骨產道

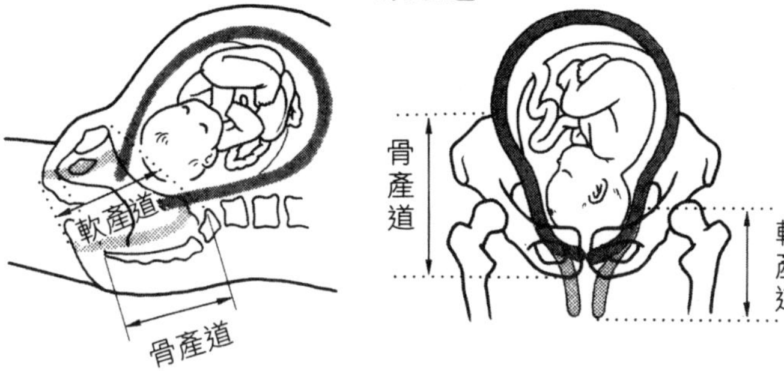

打算以母乳育兒的人要開始護理乳房

進入第二十週後，為了生產後授乳，必須開始護理乳頭及按摩乳房。

調整乳頭的形狀，鍛鍊即使讓嬰兒吸吮也不會斷裂的皮膚，按摩乳房，使乳腺不致於結塊。

有的醫院的媽媽教室或母乳門診會指導孕婦如何護理。

但若是肚子容易發脹，或有前置胎盤等早產的危險時，乳房按摩就要等到第三十六週以後才能進行。

充分注意倒產的問題並觀察其經過

胎兒一過了懷孕第二十八週以後，頭會朝下形成頭位，通常生產時是頭先出來。

但是，有時也會有臀部或腳先出來的胎兒，稱為倒

骨產道

嬰兒出生時，從子宮出來，由子宮頸部經過陰道，在到達外陰部之前會通過軟產道。包圍軟產道的骨盆部分稱為骨產道。接近生產時，骨產道為使胎兒容易出來，恥骨的接縫會慢慢放鬆。

前期破水

在陣痛之前羊水先流出，稱為前期破水。處理方法見一一一頁。

產，可分為兩腳朝下伸的全足位，腳往上抬，臀部先出來的單臀位，以及膝蓋彎曲，腳及臀部同時出來的複臀位等三種方式。

全足位時，因經陰道分娩會有危險，所以大多採剖腹生產，而單臀位和複臀位還是有經陰道分娩的可能性，但是要考慮到胎兒假死的危險，所以要充分管理。

在懷孕中即使倒產，但大部分的例子是到分娩前就會變成頭位，以倒產的方式生下的機率有二～三％，所以不必過於擔心。

此外，是否會倒產，與孕婦的年齡無關。雖有治療倒產的體操，但不一定有效，不必勉強去實行。

測量胎兒頭圍大小和**骨產道**的大小，如果確認安全性之後，有七十％的倒產還是可以經陰道分娩。但是若是高齡生產，有些醫院還是會慎重其事採剖腹生產的方式。

如果到了預產期之前倒產的現象仍未改善時，在預產期的幾天前就要住院，以防**前期破水**。

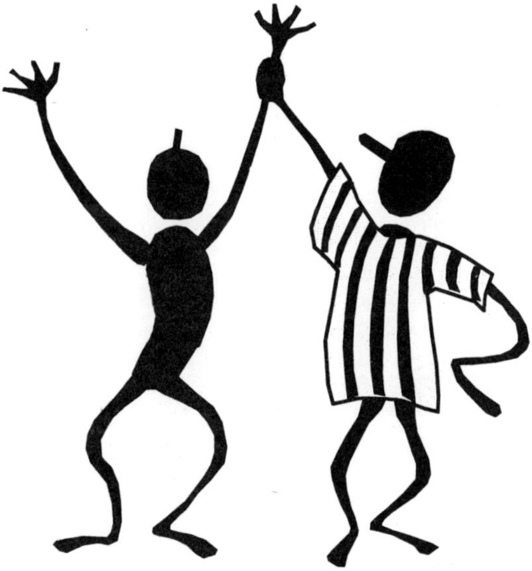

到誕生為止

第1期
12～16小時

①生產開始

三個訊息

★陣痛
★徵兆
→淋浴、吃點東西→陣痛的間隔縮短（7～10分鐘）→去醫院

★破水——墊衛生棉，不要淋浴也不要泡澡、靜躺用車子移動→去醫院

②住院

●問診與診察→檢查→灌腸→到分娩準備室（陣痛室）。

③分娩第1期

●子宮口完全打開至10公分為止。
●陣痛間隔為2～3分鐘，持續30～60秒。
母親▼利用腹式呼吸，避免用力。

④分娩第2期　子宮口全開大

●移到分娩室。
嬰兒▼開始娩出。
●陣痛間隔1～2分鐘，持續30～60秒。
母親▼配合陣痛用力，幫助胎兒娩出。

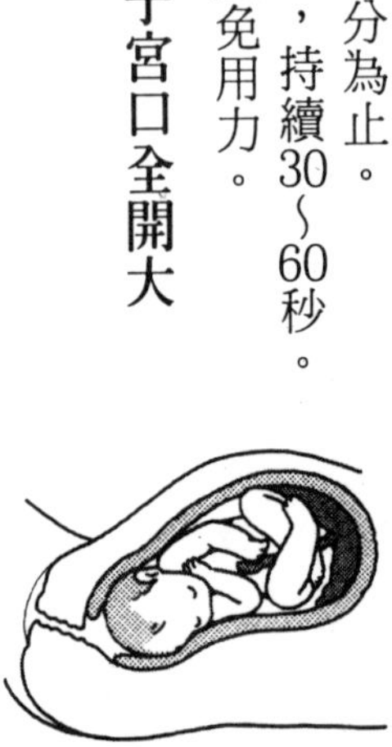

分娩第1期—子宮口開大—

從生產開始

第 2 期
2～3 小時

⑤分娩第2期　胎頭的排臨

嬰兒▼接近產道出口。
胎頭若隱若現。

母親▼配合陣痛繼續用力，
幫助胎兒娩出。

⑥分娩第2期　胎頭的發露～肩的娩出

嬰兒▼頭露出（發露）、方向改變，肩膀露出。

母親▼發露之後要改為「哈、哈、哈」的短促呼吸。

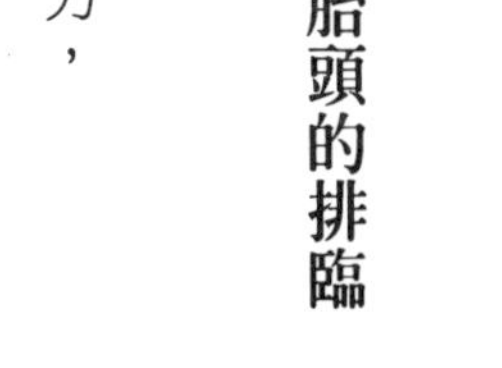

分娩第 2 期—胎頭下降→排臨→娩出—

第 3 期
5～15 分

⑦分娩第3期　臍帶的處理

嬰兒▼發出產聲，開始用肺呼吸。

●切斷臍帶。

⑧分娩第3期　胎盤的娩出

母親▼子宮再度收縮，胎盤剝離。
▼輕微用力，同時排出胎盤。

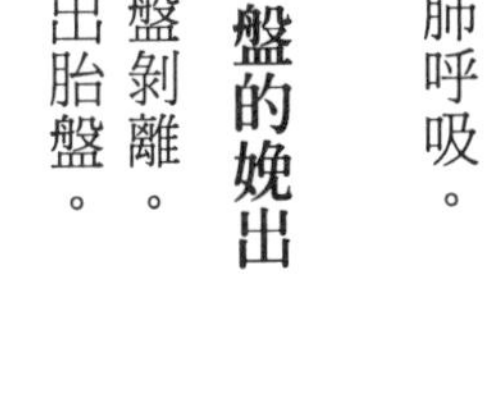

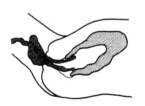

分娩第 3 期—胎盤的娩出—

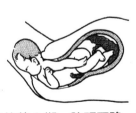

第4章

從生產到嬰兒誕生

生產方法的種類與選擇方法

生產有各種方法

現在分娩法的主流，是合併拉梅茲呼吸法與肌肉放鬆法的自然分娩法。此外，還有催眠暗示或應用**針灸麻醉**以緩和疼痛的方法，以利用藥劑麻醉的無痛分娩。另外，還有基於產婦的希望或醫學上的理由，而先決定好日子生產的計畫分娩。

因醫院或婦產科等生產設施的不同，選擇分娩方法會受到限制，因此，在哪裏生產也是一大問題。同樣一種分娩方法，也會因設施不同而稍有不同，費用也會有出入。丈夫或家人陪產的可能，產後的住院設備及育兒指導，尤其是能否積極進行母乳育兒等等，都因各個設施的不同而有不同。

發揮自然的能力，靠自己生產的自然分娩法

被問及想以何種方式生產時，大多數人的答案可能都是自然分娩吧！這是自古流傳下來儘可能不假醫療之手的自然生產，與醫學上的自然分娩法意義稍有不同。

與以往的生產不同之處，是藉著事先了解生產的構造，去除精神緊張，消除恐懼感及不安，同時學習一些使肌肉放鬆的動作以緩和疼痛。生產的疼痛，也就是陣痛，是因子宮收縮時壓迫到周圍所引起的，痛的感受方式因人而異，不安感越強的人，更會感到強烈的疼痛。因為人類對於未知的事物會產生不安感，所以必須具備充分的知識，學習如何跨越陣痛的方法，讓自己更有自

針灸麻醉分娩法

在針灸麻醉的效果持續期間，疼痛得以緩和，就是利用這種道理幫助分娩的方法。對母體及胎兒都不會造成不良的影響，但是針灸麻醉的效果只有一小時，所以很難把握時機。

信去迎接生產，才是基本的態度。

原則上丈夫可以陪產的拉梅茲法

將自然分娩法更加合理改良的就是拉梅茲法。以學習生產的構造，放鬆肌肉的動作或使力的方法，或者是呼吸法等的練習為基本，為求精神上的安定，丈夫也要一起練習，生產時丈夫在旁陪伴為原則。

現在大部分的醫院或婦產科，都採用自然分娩法與拉梅茲法的合併法為產婦進行生產，但因拉梅茲法的採用方式也各有不同，尤其是有些醫院或醫師的方針，可能無法讓丈夫陪產。所以，是否採拉梅茲法，或是丈夫能否陪產等問題，要事先以電話打聽清楚，若有此希望的人，要事先洽詢。

需要高度麻醉技術的無痛分娩法

基本上自然分娩法就是要靠自己生產，但不可否認的一定會對母體造成負擔。因此可以藉著麻醉解除疼痛造成的壓力，盡量減輕母體的負擔，這就是所謂的**無痛分娩法**。這是對於不耐疼痛的人最適合的方法,但麻醉會使子宮停止收縮,使胎兒生不出來。此外，麻醉藥也可能會對胎兒造成影響。

就這層意義而言，產科麻醉比一般麻醉需要更高度的技術與熟練的技巧，因此，能夠實施無痛分娩的設施，僅限於設有產科麻醉的大學醫院或個人醫院。

危險性高的生產到綜合醫院或大學醫院去較能安心

選擇生產的設施時，最大的考慮要素是醫療是否充實，心情感覺是否跟在家一樣。就醫療充實這點來說，醫療水準較高的大學醫院，或者是附設小兒科、內科的綜合醫院較好。但是聽說有些不良的影響，例如，只是應付病人、伙食很難吃，或是無法指定醫師等等。若要求有在家的感覺時，助產院是最好的，但缺點則是萬一有事時，無法立刻得到醫療支援。

無痛分娩

為緩和陣痛的疼痛，斷斷續續在覆蓋脊髓的硬膜外側的硬膜外腔注射麻醉藥，這是主要的方法，另外也有併用吸入麻醉的方法。麻醉藥會影響到血壓、呼吸及陣痛，所以必須充分管理。

此外，有些婦產科專門醫院會推出招攬顧客的手法，包括豪華的住院設備，徹底實施母乳指導，或是有風評極佳的醫師駐院等等。

將這些不同點都列入考慮之中，想想自己到底在哪裏、用何種生產方式較好。但高齡生產者，伴有一定的危險性，所以也要列入考慮之中。即使再怎麼順利，誰也無法預料到五分鐘後會發生什麼事，這就是生產的特徵。而高齡生產者，這種可能性較年輕人更高，所以應該選擇在萬一時能安全處理的設施。

生產開始與住院的時機

臨盆時就要做好生產的準備

醫學上稱懷孕三十七週的〇日起到四十一週的六日止為正期產，有七十～八十％會在預產期的三週前到二週後這段期間生產。到臨盆時，定期檢診變成一週一次，為了生產的準備，要勤於檢查胎兒及母體的健康。

孕婦要隨時做好生產的準備，而且為了預防出血或破水，不可出遠門，隨時都要有住院的準備。

一有破水要立刻住院

告知生產開始的三大訊息是徵兆、陣痛、破水，住院時機則是陣痛或破水開始時。

原本生產是由陣痛開始，到子宮口全開大、嬰兒生出時，卵膜破裂會有羊水流出的現象。但是，有時會出現前期破水，也就是陣痛前先破水，若是如此，原本處於無菌狀態的嬰兒，會因與外部接觸而引起細菌感染。因此，要先將衛生棉墊在患部，立刻與醫院連絡。為防止感染，絕對不可淋浴或泡澡。醫院方面會立刻叫妳住院，所以要盡可能躺著，由車子送到醫院。

破水是從陰道流出溫熱的水，特徵是會有一些腥臭味。若大量流出時很容易分辨，但若少量流出時，就很難分辨出是尿或分泌物了。若因不知道而放任不管，則可能引起感染。導致嚴重的後果，所以疑有破水時，就要立刻與醫院連絡，接受診察。

不知是否為徵兆時也要接受診治

子宮口開始開啟時，卵膜會從子宮壁剝落出血，因此，子宮分泌物會摻雜少量的血性分泌物，這就是徵兆。若有徵兆，表示陣痛即將開始，不過，情況因人而異，有的人可能在三～四天後才會出現陣痛，所以通常不會在有徵兆時就立刻住院。

但是，若出血量多時，或是出血現象一直持續時，則有可能是胎盤早期剝離所引起的出血，所以即使是半夜，也要儘早接受診察。尤其是妊娠中毒症時，更有可能是胎盤早期剝離，所以一覺得有異樣時，就要立刻接受診察。

覺得是陣痛時就要儘早到醫院去

有的人認為陣痛是一開始就很痛，但開始只是因子宮收縮所引起的腹部或腰的發脹，根本不是疼痛。用手摸子宮時，若子宮變硬就可以知道了。這樣的收縮，若規律的發生，而且會持續一小時以上，間隔會逐漸縮短，那就是陣痛了。

以住院的標準來說，若是初產，收縮間隔是七～十分鐘，但若是高齡生產時，怕會引起問題，所以還是儘早住院較能安心。

高齡產婦當中，可能有人會認為「太早去醫院，萬一又被擋回來，那豈不是很難看」，而在家強忍陣痛。但是，若萬一胎盤機能減退，即使是輕微的陣痛，也會對胎兒造成壓力。這一點，在自宅根本察覺不出來。所以一定要事先與醫師商量好住院的時機。總之，高齡生產的重點就是要儘早到醫院去。

從入院到生產

診察時要正確傳達陣痛的訊息

入院之後，首先要接受診察與檢查，對胎兒及母親進行健康

分娩監視裝置　是將陣痛計和胎兒心跳數計組合在一起的裝置，用來監控胎兒的健康狀態，調查胎兒預備力能否禁得起經陰道分娩，以及陣痛的間隔及強度是否適當。使用調查子宮沒有收縮時的胎動及胎兒心跳數的無壓力測試，以及分娩時的監控兩種方法。

檢查。規模較大的醫院或夜間住院等情形時，可能不見得就是平常為妳診治的醫師或醫護人員為妳接生，所以身體的狀態及不安，要老實的告知。破水、徵兆、陣痛發生的時間、間隔等都是重要的資料，要事先記錄下來，正確地告知醫護人員。

檢查內容與懷孕末期大致相同，但會配合需要檢查有無貧血或做心電圖，或是利用超音波斷層法檢查胎盤及胎兒，裝設**分娩監視裝置**以測定陣痛及胎兒的心音，也會用X光測定胎頭與母體的骨盆。

檢查前後會灌腸，排除直腸內的內容物，以方便胎兒通過產道時的暢通。腸的蠕動運動也有促進子宮收縮的效果。有的醫院為便於消毒、處理傷口，會將陰毛剃掉。

在陣痛室要放輕鬆以培養力量

到子宮口全開大的分娩第1期，原則上是在陣痛室度過。到這裏到底要待多久呢？

這是依生產的進行狀況而有不同，但通常初產要花半天左右，高齡生產則因陣痛較弱，大多要花一天的時間。

分娩第1期是因子宮收縮，內壓升高，子宮口慢慢張開的時候。初產時，尤其是高齡孕婦，因子宮入口的頸管硬且緊閉著，所以要花較多時間才能張開。

陣痛持續時，要利用呼吸法和按摩來幫忙度過，陣痛與陣痛之間，則要放輕鬆，優閒地度過。呼吸法及按摩，要事先練習才能順利進行，不懂時也可請助產士指導。

陣痛的空檔，可以聽聽音樂或看看書，與在家時也一樣的度過。安靜的走走路也能使生產順利的進行。總之，不要焦躁地只想著怎麼還沒有，這樣的不安會阻礙生產的進行，所以要儘可能放輕鬆，養精蓄銳準備生產。

在分娩室要聽醫師和助產士的建議

等到子宮口全開大之後就要移到分娩室，接下來就要遵從醫師及助產士的指示了。疼痛的強度增加時，可能就很難保持冷靜了，但，還是要傾聽周遭的狀況及醫療人員說的話。

醫師和助產士會利用分娩監視裝置觀察子宮收縮的情形，會發出指示叫妳在何時要深呼吸或**用力**。

如果子宮收縮與用力能夠一致，則推出胎兒的力量會增強，使生產順利進行。如果不按照指示去做，會對胎兒增加過多的負擔，延長生產的時間。

生產時的醫療處置

使生產能更安全的進行

年輕人，尤其是二十五歲以前的人，陣痛較強，產道也較柔軟，反而更危險，可能一下子就開始生產，令人措手不及。但是，高齡生產，因陣痛較弱，產道較硬，生產無法順利進行，導致母子都很疲累。若預測到這種事態時，為使生產能更安全的進行，

用力

感覺像要把力氣使到陰道似的施以腹壓。凝視肚臍附近，用力發出「嗚」的聲音。中途深呼吸重新用力也無妨，但重新再來時，有時會與陣痛配合不上。陣痛持續時間在一分鐘以內，所以一定在這段時間內抓緊時機用力。

醫師會加上**會陰切開**或投予陣痛促進劑（參考五十頁）等醫療處置。最重要的是母子都能安全又很有元氣的結束生產，所以醫師若有說明時，要仔細傾聽，充分了解其必要性。

會陰切開也可以預防產後後遺症

經常聽到有人說不希望切開會陰，但它的優點是減輕加諸胎兒的壓力，同時防止會陰出現難以癒合的傷口。初產婦大多會實施會陰切開，切開後的傷口，在**後產**結束後再實施部分麻醉予以縫合。

如果不切開會陰，讓會陰自然撕裂時，傷口會較大，而且傷口會成鋸齒狀，很難漂亮的縫合。而且，若裂開達肛門處時，恢復時間會更久。此外，若在胎兒娩出之前時間拖得太久，會陰會拉長，導致產後尿失禁或**性器脫**的現象。

若能在適當時機切開，則傷口是直的，漂亮縫合，恢復較快，組織損傷較少，不會留下太多後遺症。

會陰切開

當胎兒的頭已經可以從陰道口看到，並已固定時，將會陰的右側或左側斜切開。切開時要施以部分麻醉。

後　產

嬰兒出生後，母體將胎盤娩出即稱為後產。通常是在嬰兒出生後的十五分鐘以內，但偶而會有超過這個時間的例子。同時投予子宮收縮劑促進子宮收縮。後產結束後，要檢查胎盤有無異常，以及子宮內是否有殘留物。

性器脫

子宮或陰道壁的一部分，或者是全部，都從陰道脫出的症狀。

迴旋異常

胎兒會配合產道的大小及形狀，收下巴或轉動身體以便進入產道，但當這個動作進行得不順利時，頭部雖下降，但方向卻不對時，就會使生產難以順利進行，稱為迴旋異常。原因是骨盆狹窄、形狀、位置異常，或是子宮肌瘤等母體方面的因素，有時是巨大兒等胎兒本身的因素。分娩時間拖太長時，就要利用鉗子、吸引分娩，甚至剖腹產的方式來生產。

胎頭骨盆不適合

指母親的骨盆比胎兒頭小的情形。定期檢診時，經由超音波斷層法或X光線攝影診斷出來後，就要進行剖腹產手術了。

鉗子分娩或吸引分娩是防止胎兒假死的方法

胎兒在生產途中形成低氧狀態時，或引起**迴旋異常**時，醫師會用鉗子挾住胎兒的頭，或是將塑膠製或橡膠製的杯子罩住胎兒的頭，利用吸引力吸出胎兒。如果不選擇這種方法，可能會導致胎兒假死，變成腦性麻痺等重大的問題。

此外，利用吸引分娩吸引的部分，會因浮腫而形成瘤或血瘤，但會自然消失，所以毋需擔心。

剖腹產手術是防止生產問題的最後手段

剖腹生產是剖開肚子取出胎兒的生產方式。因為需要開刀，所以一般人對此方法都有抗拒感。不過，比起經陰道分娩會給母子帶來的危險狀態，這還是比較安全的方法。

需要動剖腹產的情形有**胎頭骨盆不適合**或倒產、未熟兒生產，或是因子宮肌瘤或卵巢囊瘤阻塞產道時。

此外，就是超過預產期，胎盤機能減低等被判斷不可能經由陰道分娩時。這些情形都是先決定好日期，有計畫的進行剖腹產。如果預定經陰道分娩，但因妊娠中毒症急速惡化，或有胎盤早期剝離、**胎兒假死**、**臍帶下垂**、**脫出**等問題產生時，就要緊急動剖腹產手術。

手術時間約一小時，採全身麻醉或部分麻醉，採部分麻醉時可以聽到嬰兒的哭聲。手術後一～二天要靜養，住院期間也比經陰道分娩長，要二週的時間。有人說動剖腹產後的靜養期間，因看不到嬰兒，會導致母乳分泌不順，但即使是普通的分娩，也是產後三天母乳才會分泌順暢，所以只要恢復順利，不必有這層顧慮。

此外，剖腹生產手術至少需隔一年才能再懷孕。即使初次生產是基於安全問題而採剖腹產時，如果問題不是出在母體，則第二次生產還是可以經陰道分娩，不過必須考慮到上次動剖腹生產時切開子宮的傷口，所以要特別小心。

胎兒假死

指分娩的過程中胎兒處於低氧的狀態。原因是妊娠中毒症或超過預產期等，導致胎盤機能減退，羊水減少，或者是分娩時，臍帶受到壓迫，胎兒的脖子或身體被臍帶捲住的臍帶卷絡、臍帶脫出等，造成缺氧而引發的狀況。若是前者的情況，因事前可預測到，所以都會採用剖腹產。若是後者的情形，則採用鉗子、吸引分娩法或剖腹產。

臍帶下垂、脫出

臍帶比胎兒的頭更往下垂，或是破水時，比胎兒更先飛出。當臍帶夾在產道與胎兒的頭之間時，因受到壓迫，會引起胎兒血液循環障礙，形成低氧狀態，危及生命。倒產時容易引起這種現象。

第5章

產褥期的度過方式

母體的恢復與健康管理

產褥期首先要恢復母體的健康

生產後，身體恢復成懷孕前狀態的期間稱為產褥期。通常，子宮要恢復到懷孕前的狀態，約需一個月的時間。這個期間也具有個人差異，但若是正常的經陰道分娩時，與年齡差無關，不會因高齡生產而恢復較遲。

但是，也不見得就與二十歲層的產婦完全相同。子宮的恢復

妊娠性糖尿病

正常的懷孕，懷孕中的血糖值都不高。但因遺傳因素或肥胖等原因，使懷孕中的血糖值如得糖尿病般的升高，這種狀態稱為妊娠性糖尿病。懷孕中，胎盤等會分泌各種荷爾蒙，這些大多會與胰島素產生拮抗作用，相對地，胰島素不足時就會引起這些症狀。得了妊娠中毒症、巨大兒，或胎盤機能不全時會引起妊娠性糖尿病，因此，為了控制血糖值，必須實施食物療法，重症時，有時還必須使用胰島素。產後大都會恢復正常。但將來很容易變成真的糖尿病，所以一定要注意。

力與年輕人雖然相同，但生產所消耗掉的體力，在恢復上就無法與二十歲層的人相提並論了。而且出院後，因不習慣育兒的工作，連晚上也不能好好地休息，可能也無暇顧及自己的健康狀態。但是，若錯過這個時期，往後可能會引起很多的問題。

尤其是懷孕中，若罹患妊娠中毒症或有**妊娠性糖尿病**等併發症時，產後對這些疾病也要特別注意。因懷孕而發症的疾病，通常在生產後就會自然痊癒，但若是高齡孕婦，平常即疏於健康管理，即使暫時痊癒，到了四十歲層、五十歲層時，還是會以成人病的形態發病。由於懷孕之負荷而發症的疾病，要把它當成自己的弱點，注意不要攝取過多的鹽份及熱量，要攝取均衡的飲食，避免過度勞累。育兒雖很重要，但這段期間還是要以恢復自己的身體健康及進行健康管理為優先考量。

惡露的變化是子宮恢復的象徵

產褥期大約為一個月，是因為懷孕、生產而變大的子宮，需要這麼長的時間才能恢復到原先的大小。而恢復的指標，就要看**惡露**這種分泌物了。

生產的隔天，幾乎都沒有惡露，或是血性惡露一直持續，雖然量一度減少、顏色變淡，但是再度出現血性惡露時，可能就有問題了。可能是胎盤或卵膜的一部分還留在子宮內，或是**子宮復古不全**，要儘早接受診治。

會陰切開的傷口，最初連坐都會覺得痛苦，但二～三天疼痛就能減輕，腫脹消退，五～七天後就會覺得輕鬆多了。

此外，陰道仍留有胎兒通過時的無數小傷口，大約在同一時期即能痊癒。

另外，若拆線後還很痛時，可能是傷口化膿或長血瘤，要儘早接受診察。

惡　露

產後由子宮內的傷口分泌出來的分泌物。隨著子宮的恢復，顏色會從血色漸漸變成白色，產後四～六週就會消失。

子宮復古不全

因子宮收縮不好，導致子宮無法恢復原狀。外面觸摸肚子時，發現子宮並沒有縮小，但內診即可診斷出子宮變軟了。治療法是服用子宮收縮劑，視情況需要，有時也會使用止血劑或抗生素。

荷爾蒙的恢復可能引起新的失調現象

母體因分娩的影響要復原，真正的意思應該是指女性荷爾蒙要恢復到懷孕前的狀態。懷孕時，卵巢及胎盤會分泌**雌激素**和**黃體酮**等大量的荷爾蒙以維持懷孕，但生產後這些荷爾蒙的分泌會減少，取而代之的是會分泌母乳的**催乳激素**的活性提高。催乳激素會促進子宮的收縮，有幫助開始減少分泌時，就會恢復懷孕前的荷爾蒙分泌狀態。

恢復到懷孕前的荷爾蒙狀態的時期，會因授乳期間而有不同，若沒有授乳，則約是在產後三個月，若有授乳，配合這個期間，大約是六個月到一年。

懷孕中的不快症狀，會因這些荷爾蒙的變化而消失，但身體卻無法應付這麼劇烈的變化，出現自律神經失調的現象。

最常見的就是頭痛及掉頭髮。頭痛的原因可能是產後的疲勞，因此，取得充分的睡眠很重要。

掉頭髮的現象不會在產後立刻出現，約在三～六個月後才會出現，掉的數目之多，有時會令人大吃一驚，但這只是暫時性的，不必擔心。

雌激素

是排卵前卵泡所分泌的卵泡荷爾蒙。懷孕後會大量分泌，除維持懷孕外，還有促進乳腺發達的功用。此外，也會對腦下垂體或腦的丘腦下部產生作用，阻止促進母乳分泌的泌乳荷爾蒙的分泌。

黃體酮

由排卵後的卵泡形成的黃體所分泌的黃體素。在維持懷孕上具有重要的功用，懷孕初期各種身體上的變化及體溫上升，主要也是受這種荷爾蒙影響。與雌激素相同，都具有阻止促進乳腺發達的泌乳荷爾蒙分泌的功用。

催乳激素

由腦下垂體前葉分泌的泌乳荷爾蒙。生產後，分泌趨於旺盛，能促進母乳的分泌。催產素也會對母乳的分泌產生作用。嬰兒吸吮乳頭的刺激，會刺激間腦的神經核，這個刺激成為能變化為神經分泌物質的荷爾蒙。這種荷爾蒙，能使圍繞著乳腺內乳泡的平滑肌收縮，因而分泌出乳汁。

住院時的度過方式

充分的睡眠恢復體力為先決條件

生產後的住院期間，若是正常生產，需要五～六天，這段時間內要努力使身體恢復，同時也要學習照顧嬰兒的基本方法。住院期間的時間安排，依醫院不同多少有些不同，但通常是生產當天及隔天，只以初乳的授乳等休養為主，產後二～三天後可以跟嬰兒同房，接受授乳指導及換尿布的指導，接近出院時，再接受沐浴指導。

如果是順產的情形，產後半天，在取得充分休息之後，可稍微活動一下身體，使血液循環順暢，使子宮加速恢復。同時，高齡生產的人，一定要取得充分的睡眠。

出院後要忙於照顧嬰兒，可能會導致睡眠不足，所以在住院中一定要好好休息，去除生產疲勞。

如果母子同房令妳感到疲累最好分開來

採母子同房制的醫院，在產後第二天就會讓嬰兒睡在母親身旁的床上。早點習慣母子心靈的強烈繫絆，能使母乳分泌順暢。但是，新生兒是醒了就要吃奶，約二～三小時就要吃一次，沒有晝夜之分，所以如果連晚上也同房的話，母親可能很快就會出現睡眠不足的現象。

如果生產的疲勞無法去除，每二～三小時就要餵一次奶讓妳吃不消的話，也可以夜晚把嬰兒寄放在新生兒室。醫院方面也會觀察母親的狀態，若很勉強時會把新生兒帶回新生兒室。

即使是女強人，在育兒上仍是新手

住院時，有助產士或護士會教導照顧嬰兒的一些基本方法。同病房的前輩媽媽們，應該也會出一些建議。但是，高齡的新手媽媽中，有些會覺得與年輕人處不來，不好意思虛心請教，或是對年輕的醫療人員的言行舉止感到有違和感。但是，即使妳在社會上算是前輩，但在育兒上卻是新手。在醫院中，社會上的頭銜及自尊都是無用之物。不懂的事情，一定要虛心求教，好好的接受指導才是上策。

出院後的生活

產後暫時請人幫忙做家事

雖然出院，但母體尚未恢復。出院一週內，只要照顧嬰兒就好，其他的時間要安靜的休養。第二週後再開始做家事，但也僅止於簡單的收拾，出門購物則要等到三～四週以後。在第一個月的健診之前，要儘量躺在床上，累了就躺下來。出院後盡可能先請人幫忙做家事。

請娘家的媽媽來幫忙也許最能令妳感到安心，但若是高齡產婦，母親的年齡一定也不小了，可能會過於勉強。這時，可以請丈夫請休假，或是考慮請個佣人。不要在意要多花錢，這樣總比過於勉強而使體調瓦解的好。

要和丈夫好好商量找出對策。因為育兒工作是靠夫妻二人同心協力的。如果丈夫無法取得休假，至少也要儘早回家，以縮短請佣人的工時。即使丈夫多少會覺得勉強，但也要積極投入育兒工作才行。

母乳分泌有很大的個人差。如果分泌不順暢，也可以混合牛乳使用

生產後，原本受到雌激素抑制的催乳激素開始分泌，受到這種刺激，開始分泌母乳。**初乳**中含有很多能防止嬰兒受到感染的免疫抗體，所以生產的隔天就要讓嬰兒吸吮。但母乳要在產後三～四天後才會順暢的分泌，所以在住院中，有不少人是沒有分泌母乳的。

要使母乳分泌順暢，除了乳房及乳頭的護理之外，讓嬰兒吸

初乳

生產後五天內，分泌的乳汁都略帶黃色，且比較濃，稱為初乳。初乳中含免疫物質，能防止新生兒受到感染。尤其以含量較多的分泌型IgA（免疫球蛋白A）中，含有豐富的抗體，能夠對抗含大腸菌在內的細菌及病毒，對過敏的抵抗力也值得期待，營養價值極高，所以一定要給孩子初乳。產後六～十四天的乳稱為移行乳，接下來的就是成乳了。

乳腺炎

部分乳腺沒有完全暢通，乳汁淤滯，再加上乳頭及其周邊的小傷口有細菌侵入，引起發炎的症狀。乳房紅腫疼痛，會發燒到38度以上，惡化時，有時乳汁會摻雜膿或血液。大多發生在母乳分泌趨於旺盛的產後三～四週。必須投予抗生素或鎮痛劑來治療，要讓乳房靜養。預防之道是於授乳中，對未暢通的乳腺進行按摩，以防乳汁淤滯。

吮也很重要。剛出生的嬰兒，吸吮力較弱，喝奶方式也較笨拙，所以可能會吸不好。但是，千萬不要焦躁。授乳前的擠乳及授乳後的擠乳一定要做好，要很有耐心的讓嬰兒吸。不過，母乳的分泌有很大的個人差異。若懷孕時有併發症，體調不好時，也會影響母乳的分泌。但是，不會因為高齡就分泌不順暢，有些年輕人也無法分泌母乳。

當然，懷孕中的乳頭護理及產後的乳房按摩，也是預防**乳腺炎**等問題發生的必要步驟，但是若做好基本護理，努力讓孩子吸吮仍無法分泌時，還是不要太執著，儘早放棄較好。如果一直想要給嬰兒喝母乳，但卻又分泌不出來，那只會徒增母親的煩惱與擔心，使母親陷於精神憂鬱中。

這些壓力會使母乳的分泌更不順暢，同時也成為產後憂鬱症的原因。母乳分泌順暢的話當然很幸運，但若無法分泌時，也可以利用奶粉來沖泡，總之，要以開朗的心情來育兒。當母親精神放鬆時，或許母乳就能分泌順暢了。

產後憂鬱症

荷爾蒙的變化與生活的變化是主要原因

產後，沒有特別理由卻感到情緒低落、焦躁、持續不安……也就是所謂的產後憂鬱症，患有此病的人並不少。就醫學觀點而言，這是因產後荷爾蒙分泌產生急速變化所造成的。荷爾蒙的分泌紊亂時，掌管分泌的腦下垂體的丘腦下部周邊，支配情緒的中樞也會受到影響。再加上產後不習慣育兒工作，導致睡眠不足和疲勞，壓力加重，情緒也就逐漸低落。

尤其是懷孕前能與男人並駕齊驅、馳騁在職場的女強人型，在面對與工作完全不同的育兒及家事生活上，會感到更大的壓力。

工作再忙也有做完的時候。即使白天在公司非常忙碌，走出公司後就是自己的時間了。丈夫過著優閒的生活；沒有做不完的家事，可以看看書、看看電影，做自己愛做的事。但是育兒卻是永無止盡的工作。好不容易餵完奶、孩子睡了，卻還有一大堆衣服要洗。好不容易洗完衣服，沒想到嬰兒又哭了。半夜又是餵奶、又是換尿布，根本睡不好……前面好像是一條看不見未來的隧道，當然情緒會更低落了。

與人交談是最好的解決方法

和孩子二個人待在家裏，比較容易有與社會脫節的想法。自己忙於照顧小孩之時，同事們正為工作而努力，好像自己被摒除於外了。要是不要生就好了……甚至有時會有這種想法。

要擊退這種心情，最好參加前輩媽媽的座談會，找人說話是最好的方法，用電話也可以，不要自己一個人偷偷在那裏煩惱。找個人談談、發發牢騷，這樣就能消除壓力。

前輩媽媽的建議也要積極採用。「目前痛苦的狀態也有結束的時候。產後六個月時，嬰兒夜裏能夠熟睡，送到托兒所後就有自己的時間了……」聽到這番話，彷彿眼前又露出一線曙光，心情頓時變得開朗了。

當然也需要丈夫的大力相助。請丈夫協助照顧孩子，最好在假日把孩子交給丈夫，自己獨自外出一～二小時，如此一來，不但擁有自己的時間，同時也能淡化與社會疏離感，產生旺盛的工作慾。與孩子短暫的分離，反而能產生對孩子的母愛，使自己又變成溫柔的媽媽。

產後恢復身材的方法

身體復原之後才能減肥

由於懷孕而增加的體重，不會在產後一下子就恢復過來。生產時，即使減掉嬰兒的體重、胎盤及羊水、血液等的重量，頂多也只減掉五～六公斤。若是體重增加十公斤以上，要恢復到懷孕前的體重，也要等荷爾蒙狀態復原、新陳代謝順暢以後，在那之前，通常要花半年到一年的時間。

如果想要更早恢復原先的體型，有些人或許會拼命減肥。但是，荷爾蒙狀態若沒有恢復的話，減肥就無法提升效果，只會使肌膚乾燥及嚴重掉頭髮而已。勉強減肥，對授乳會造成不良的影響，同時也會妨礙身體的復原。

至少在產褥期間不要減肥，努力儘早使身體恢復，使荷爾蒙功能順暢，就能夠提升減肥效果。

授乳期要攝取足夠的營養但要控制脂肪的攝取量

好好的攝取必要的營養，但要注意不要攝取過多的熱量，這樣即使不減肥，也能自然使體重恢復。

必須注意的是授乳期的飲食。授乳中，因催乳激素的功能能促進子宮收縮，因為授乳，使熱量消耗增加，所以體重減輕得很快。但是，如果因為授乳就吃很多，那就沒用了。授乳中雖然一天要攝取二四〇〇～二五〇〇卡路里的熱量，但這是指母乳分泌順暢時。若母乳分泌不順暢，或是已經停止授乳時，吃這麼多，不但瘦不下來，反而會發胖。

此外，母乳分泌不順暢的人，即使吃很多，也不見得就能使母乳分泌順暢。等到母乳分泌順暢時再多吃一些也還來得及。

授乳中飲食的重點是均衡攝取良質蛋白質、維他命及礦物質，而不是攝取高熱量食物。即使是母乳分泌順暢的人，也要避免攝取成為熱量源的脂肪及醣類，尤其是脂肪，更需避免攝取太多。為了控制體重，要配合授乳量增減熱量，以營養價值高的飲食為主。

除了控制體重之外，還要設法使鬆弛的皮膚恢復，這也是塑身的重點。因此，要有耐心地做產褥體操，藉著內衣褲也能達到調整的效果。等到惡露減少之後，也可以利用腰部位置較高的調整型束褲來塑身。

產後的生產計畫

開始性生活之前要先實施家庭計畫

如果第一個月的健診沒有問題，從產後一個半月之後就可以再度展開性生活。標準是沒有惡露，會陰切開或陰道的傷口是否痊癒了。產後的性生活，最初要與懷孕中一樣，不可用勉強的方法。可能暫時陰道會有違和感，或是因為疲勞而不想做愛。

這時，就要與丈夫好好地溝通，先以接近肌膚相親的形態親熱，重視二人心靈的契合。

在再度展開性生活之前，必須先與丈夫溝通好的另外一件事，就是第二個孩子的生產計畫。

大多數的人都以為授乳中不會懷孕，但依荷爾蒙的恢復狀態，有時授乳中也會排卵，也會懷孕。要儘早與丈夫商量好，若不想再生時，授乳中就要開始避孕了。

至少隔半年再懷第二胎

要懷第二胎，至少要等半年，等到體調恢復到懷孕前的狀態時再懷孕。以醫學觀點來說，荷爾蒙分泌要分泌到懷孕前的狀態。最少要隔一年才理想。但是，有時要考慮到父母的年齡，想要早點生第二胎時，即使不等一年，至少也要等半年後再懷孕較好。

相反的，也許有的人想要先好好把第一個孩子照顧好，再來考慮生第二個。這時，必須注意的是生產的年齡到幾歲。從懷孕的可能性來說，並非沒有年齡限制。

即使生第一胎時已有高齡的危機，到了第二胎時，至少產道較硬的危機已經減少，所以，即使是四十歲層，還是可以自然分娩。但是，這就要看母親努力的程度了。

雖然，隨著年齡的增長，容易產生併發症、體力減退等危機會升高，但是還是可以向第二胎挑戰。母親的挑戰精神，相信現代醫學也會樂於在背後支持。

第6章

給妳的育兒建議

想要兼顧工作與育兒，必須先找好托兒所

生產後還想繼續工作的母親，最感頭痛的事恐怕就是回到職場後的托嬰問題。制度上規定產假只能請八週。八週後若想繼續工作的話，就要進行0歲兒保育的工作了。此外，根據育兒休業法的制定，擁有一歲以下幼兒的父母，在孩子滿一歲之前，隨時都能請育兒休假。

二人同時休假當然不可能，但法律上對夫婦二人的這項權利都有保障。若取得育兒休假時，孩子滿一歲後還是要托嬰，回到

公立托兒所

由地方基層單位設置，受中央或地方政府補助設立的托兒所。保育條件的水準較高，保育費也較便宜。

工作崗位。但是能夠托0歲兒或一歲兒的**公立托兒所**或**私立的認可托兒所**並不多，必須事先加以確認。

當然也可以請保母，但是對於這些**無認可托兒所**的保育設施，必須靠自己事先多方收集情報，才能選擇好的托嬰方式。情報源就要靠在醫院生產時的一些同病房媽媽，或是住在附近的前輩媽媽們提供。找到風評較好的設施時，可以直接詢問一下保育年齡、保育費、時間等。

未經認可的保育設施，不見得保育條件就比較好，因此要親自去確認一下孩子們的保育狀況。聽聽接送孩子的父母怎麼說，也可以當成參考。

不必過於執著母乳育兒

產假從六週延到八週，就是重視母乳育兒的結果。產假結束後要回到職場時，可以利用保存母乳的冷凍包，在上班前及回家後餵母乳，白天則泡牛奶。但是，如果不讓孩子吸母乳，母乳會

私立的認可托兒所

符合中央設立托兒所的規定，由政府認定許可的私設托兒所。保育條件與公立的相差不多，但保育費卻貴許多。

無認可托兒所

因設備或場地等條件未達設立的標準，所以不被政府認可的托兒設施。規模大多不到十人，或頂多不超過三十人。現在有不少例子是由許多尋求0歲教育的父母，集合起來一起雇用保母，實施共同保育。保育費均由父母自行負擔。

逐漸無法分泌。若是一直執著於用母乳育兒，可能會造成壓力，對工作和育兒都會失去努力的氣力。如果餵母乳過於勉強，乾脆放棄算了。反正現在奶粉的品質很好，一點兒也不需擔心營養上的問題。

要確保孩子生病時可以支援的人

即使把孩子平安地交給托兒所，但能延長保育時間的設施實在很少，如果工作時間太長時，來不及去接孩子，大概就得進行雙重保育了。另一個令父母感到煩惱的問題是，萬一孩子生病時無處可托。雙重保育，是請附近的人當保母，若有人手可托還可解決問題，但是，若找不到可照顧生病孩子的場所時，就只好請假了。

解決方法可由夫妻輪流取得有給休假，或是請娘家的父母代為照顧，或者是找費用高但願意替妳照顧病兒的保母等等。到底要採用哪種方法，要和丈夫好好商量，決定方針。

對孩子不要過度保護

高齡生產的母親，可能都認為「好不容才有的」而比年輕媽媽更溺愛孩子。但是，這樣會形成過度保護，引起種種弊端。考慮這些負面的影響之餘，要謹慎的育兒。

問題點之一是由於經濟過於寬裕，孩子要什麼就給什麼。對孩子而言，名牌服飾及貴重的玩具，都比不上父母陪他們玩來得珍貴。此外，有些高齡生產的母親，會緊守著孩子不放。結果會造成孩子常在家庭中和大人靜靜地過活，但到了幼稚園或學校後，就很難與其他孩子打成一片了。

不只是孩子，恐怕連母親本身，也很難與其他的父母交往。可能是這些人當中，都是些比自己年輕的人，意識到自己的高齡，所以無法放下身段，輕鬆地與他人交談。但是，年輕的媽媽這邊，並不在意年齡差。所以要積極找人交談成為朋友，這樣才能收集到很多育兒的情報，而且還能幫助孩子交到朋友。

感染孩子的朝氣讓育兒更快樂

想到孩子二十歲時，自己已經××歲了這個問題時，只會讓自己更憂鬱。所以自己一定要先快樂起來，轉換想法。

父母可以隨著孩子的年齡，重新體驗年輕時的時光。到了四十歲層還能回到幼兒的世界，不是件很棒的事嗎？何必與年輕媽媽爭奇鬥艷，有子（女）萬事足。與孩子一起去探索只有孩子才知道的新世界吧！

但是光配合孩子的步調，母親也會疲勞不堪。高齡的媽媽們，光有責任感及忍耐力，但往往會過於勉強，超過負荷。體力上當然比不上年經媽媽，但是可以活用豐富的社會經驗，靠智慧取勝、不必一味地委曲自己去配合子女，這樣只會造成壓力及疲勞積存。

高齡的母親，應該要有不同於年輕母親的育兒方式。讓夫妻與孩子三人，共同創造出新的家庭生活形態吧！

索　引

※粗黑數字代表解說
（以筆劃順序排列）

【作者介紹】

大鷹美子

1955年　出生於日本東京。
1979年　畢業於東京大學醫學部保健學科。
1983年　畢業於東京大學醫學部醫學科。
同年，進入東京大學醫學部附屬醫院婦產科學教室。一方面也在關東中央醫院、虎門醫院等處研修。在醫局從事週產期學的基礎研究。
1994年　在東京專賣醫院婦產科服務期間生下長男。
1995年　在日本紅十字醫療中心婦產科服務，直到現在。
專攻週產期學，最近也積極從事出生前診斷的諮詢。丈夫服務於東京瓦斯(株)。

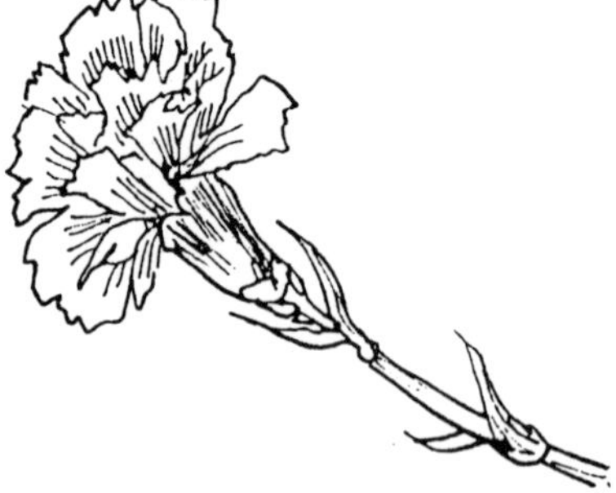

大展出版社有限公司
品冠文化出版社

圖書目錄

地址：台北市北投區(石牌)
致遠一路二段12巷1號
郵撥：0166955～1

電話：(02)28236031
28236033
傳真：(02)28272069

・法律專欄連載・電腦編號 58

台大法學院　法律學系／策劃
法律服務社／編著

1. 別讓您的權利睡著了 1		200 元
2. 別讓您的權利睡著了 2		200 元

・秘傳占卜系列・電腦編號 14

1. 手相術	淺野八郎著	180 元
2. 人相術	淺野八郎著	180 元
3. 西洋占星術	淺野八郎著	180 元
4. 中國神奇占卜	淺野八郎著	150 元
5. 夢判斷	淺野八郎著	150 元
6. 前世、來世占卜	淺野八郎著	150 元
7. 法國式血型學	淺野八郎著	150 元
8. 靈感、符咒學	淺野八郎著	150 元
9. 紙牌占卜學	淺野八郎著	150 元
10. ESP 超能力占卜	淺野八郎著	150 元
11. 猶太數的秘術	淺野八郎著	150 元
12. 新心理測驗	淺野八郎著	160 元
13. 塔羅牌預言秘法	淺野八郎著	200 元

・趣味心理講座・電腦編號 15

1. 性格測驗① 探索男與女	淺野八郎著	140 元
2. 性格測驗② 透視人心奧秘	淺野八郎著	140 元
3. 性格測驗③ 發現陌生的自己	淺野八郎著	140 元
4. 性格測驗④ 發現你的真面目	淺野八郎著	140 元
5. 性格測驗⑤ 讓你們吃驚	淺野八郎著	140 元
6. 性格測驗⑥ 洞穿心理盲點	淺野八郎著	140 元
7. 性格測驗⑦ 探索對方心理	淺野八郎著	140 元
8. 性格測驗⑧ 由吃認識自己	淺野八郎著	160 元
9. 性格測驗⑨ 戀愛知多少	淺野八郎著	160 元

10.	性格測驗⑩ 由裝扮瞭解人心	淺野八郎著	160元
11.	性格測驗⑪ 敲開內心玄機	淺野八郎著	140元
12.	性格測驗⑫ 透視你的未來	淺野八郎著	160元
13.	血型與你的一生	淺野八郎著	160元
14.	趣味推理遊戲	淺野八郎著	160元
15.	行為語言解析	淺野八郎著	160元

・婦 幼 天 地・電腦編號 16

1.	八萬人減肥成果	黃靜香譯	180元
2.	三分鐘減肥體操	楊鴻儒譯	150元
3.	窈窕淑女美髮秘訣	柯素娥譯	130元
4.	使妳更迷人	成 玉譯	130元
5.	女性的更年期	官舒妍編譯	160元
6.	胎內育兒法	李玉瓊編譯	150元
7.	早產兒袋鼠式護理	唐岱蘭譯	200元
8.	初次懷孕與生產	婦幼天地編譯組	180元
9.	初次育兒 12 個月	婦幼天地編譯組	180元
10.	斷乳食與幼兒食	婦幼天地編譯組	180元
11.	培養幼兒能力與性向	婦幼天地編譯組	180元
12.	培養幼兒創造力的玩具與遊戲	婦幼天地編譯組	180元
13.	幼兒的症狀與疾病	婦幼天地編譯組	180元
14.	腿部苗條健美法	婦幼天地編譯組	180元
15.	女性腰痛別忽視	婦幼天地編譯組	150元
16.	舒展身心體操術	李玉瓊編譯	130元
17.	三分鐘臉部體操	趙薇妮著	160元
18.	生動的笑容表情術	趙薇妮著	160元
19.	心曠神怡減肥法	川津祐介著	130元
20.	內衣使妳更美麗	陳玄茹譯	130元
21.	瑜伽美姿美容	黃靜香編著	180元
22.	高雅女性裝扮學	陳珮玲譯	180元
23.	蠶糞肌膚美顏法	坂梨秀子著	160元
24.	認識妳的身體	李玉瓊譯	160元
25.	產後恢復苗條體態	居理安・芙萊喬著	200元
26.	正確護髮美容法	山崎伊久江著	180元
27.	安琪拉美姿養生學	安琪拉蘭斯博瑞著	180元
28.	女體性醫學剖析	增田豐著	220元
29.	懷孕與生產剖析	岡部綾子著	180元
30.	斷奶後的健康育兒	東城百合子著	220元
31.	引出孩子幹勁的責罵藝術	多湖輝著	170元
32.	培養孩子獨立的藝術	多湖輝著	170元
33.	子宮肌瘤與卵巢囊腫	陳秀琳編著	180元
34.	下半身減肥法	納他夏・史達賓著	180元
35.	女性自然美容法	吳雅菁編著	180元

36. 再也不發胖	池園悅太郎著	170元
37. 生男生女控制術	中垣勝裕著	220元
38. 使妳的肌膚更亮麗	楊　皓編著	170元
39. 臉部輪廓變美	芝崎義夫著	180元
40. 斑點、皺紋自己治療	高須克彌著	180元
41. 面皰自己治療	伊藤雄康著	180元
42. 隨心所欲瘦身冥想法	原久子著	180元
43. 胎兒革命	鈴木丈織著	180元
44. NS磁氣平衡法塑造窈窕奇蹟	古屋和江著	180元
45. 享瘦從腳開始	山田陽子著	180元
46. 小改變瘦4公斤	宮本裕子著	180元
47. 軟管減肥瘦身	高橋輝男著	180元
48. 海藻精神秘美容法	劉名揚編著	180元
49. 肌膚保養與脫毛	鈴木真理著	180元
50. 10天減肥3公斤	彤雲編輯組	180元
51. 穿出自己的品味	西村玲子著	280元
52. 小孩髮型設計	李芳黛譯	250元

・青春天地・電腦編號17

1. A血型與星座	柯素娥編譯	160元
2. B血型與星座	柯素娥編譯	160元
3. O血型與星座	柯素娥編譯	160元
4. AB血型與星座	柯素娥編譯	120元
5. 青春期性教室	呂貴嵐編譯	130元
7. 難解數學破題	宋釗宜編譯	130元
9. 小論文寫作秘訣	林顯茂編譯	120元
11. 中學生野外遊戲	熊谷康編著	120元
12. 恐怖極短篇	柯素娥編譯	130元
13. 恐怖夜話	小毛驢編譯	130元
14. 恐怖幽默短篇	小毛驢編譯	120元
15. 黑色幽默短篇	小毛驢編譯	120元
16. 靈異怪談	小毛驢編譯	130元
17. 錯覺遊戲	小毛驢編著	130元
18. 整人遊戲	小毛驢編著	150元
19. 有趣的超常識	柯素娥編譯	130元
20. 哦！原來如此	林慶旺編譯	130元
21. 趣味競賽100種	劉名揚編譯	120元
22. 數學謎題入門	宋釗宜編譯	150元
23. 數學謎題解析	宋釗宜編譯	150元
24. 透視男女心理	林慶旺編譯	120元
25. 少女情懷的自白	李桂蘭編譯	120元
26. 由兄弟姊妹看命運	李玉瓊編譯	130元
27. 趣味的科學魔術	林慶旺編譯	150元

28. 趣味的心理實驗室	李燕玲編譯	150元
29. 愛與性心理測驗	小毛驢編譯	130元
30. 刑案推理解謎	小毛驢編譯	180元
31. 偵探常識推理	小毛驢編譯	180元
32. 偵探常識解謎	小毛驢編譯	130元
33. 偵探推理遊戲	小毛驢編譯	180元
34. 趣味的超魔術	廖玉山編著	150元
35. 趣味的珍奇發明	柯素娥編著	150元
36. 登山用具與技巧	陳瑞菊編著	150元
37. 性的漫談	蘇燕謀編著	180元
38. 無的漫談	蘇燕謀編著	180元
39. 黑色漫談	蘇燕謀編著	180元
40. 白色漫談	蘇燕謀編著	180元

・健康天地・電腦編號 18

1. 壓力的預防與治療	柯素娥編譯	130元
2. 超科學氣的魔力	柯素娥編譯	130元
3. 尿療法治病的神奇	中尾良一著	130元
4. 鐵證如山的尿療法奇蹟	廖玉山譯	120元
5. 一日斷食健康法	葉慈容編譯	150元
6. 胃部強健法	陳炳崑譯	120元
7. 癌症早期檢查法	廖松濤譯	160元
8. 老人痴呆症防止法	柯素娥編譯	130元
9. 松葉汁健康飲料	陳麗芬編譯	130元
10. 揉肚臍健康法	永井秋夫著	150元
11. 過勞死、猝死的預防	卓秀貞編譯	130元
12. 高血壓治療與飲食	藤山順豐著	180元
13. 老人看護指南	柯素娥編譯	150元
14. 美容外科淺談	楊啟宏著	150元
15. 美容外科新境界	楊啟宏著	150元
16. 鹽是天然的醫生	西英司郎著	140元
17. 年輕十歲不是夢	梁瑞麟譯	200元
18. 茶料理治百病	桑野和民著	180元
19. 綠茶治病寶典	桑野和民著	150元
20. 杜仲茶養顏減肥法	西田博著	150元
21. 蜂膠驚人療效	瀨長良三郎著	180元
22. 蜂膠治百病	瀨長良三郎著	180元
23. 醫藥與生活(一)	鄭炳全著	180元
24. 鈣長生寶典	落合敏著	180元
25. 大蒜長生寶典	木下繁太郎著	160元
26. 居家自我健康檢查	石川恭三著	160元
27. 永恆的健康人生	李秀鈴譯	200元
28. 大豆卵磷脂長生寶典	劉雪卿譯	150元

29. 芳香療法	梁艾琳譯	160 元
30. 醋長生寶典	柯素娥譯	180 元
31. 從星座透視健康	席拉・吉蒂斯著	180 元
32. 愉悅自在保健學	野本二士夫著	160 元
33. 裸睡健康法	丸山淳士等著	160 元
34. 糖尿病預防與治療	藤田順豐著	180 元
35. 維他命長生寶典	菅原明子著	180 元
36. 維他命 C 新效果	鐘文訓編	150 元
37. 手、腳病理按摩	堤芳朗著	160 元
38. AIDS 瞭解與預防	彼得塔歇爾著	180 元
39. 甲殼質殼聚糖健康法	沈永嘉譯	160 元
40. 神經痛預防與治療	木下真男著	160 元
41. 室內身體鍛鍊法	陳炳崑編著	160 元
42. 吃出健康藥膳	劉大器編著	180 元
43. 自我指壓術	蘇燕謀編著	160 元
44. 紅蘿蔔汁斷食療法	李玉瓊編著	150 元
45. 洗心術健康秘法	竺翠萍編譯	170 元
46. 枇杷葉健康療法	柯素娥編譯	180 元
47. 抗衰血癒	楊啟宏著	180 元
48. 與癌搏鬥記	逸見政孝著	180 元
49. 冬蟲夏草長生寶典	高橋義博著	170 元
50. 痔瘡・大腸疾病先端療法	宮島伸宜著	180 元
51. 膠布治癒頑固慢性病	加瀨建造著	180 元
52. 芝麻神奇健康法	小林貞作著	170 元
53. 香煙能防止癡呆？	高田明和著	180 元
54. 穀菜食治癌療法	佐藤成志著	180 元
55. 貼藥健康法	松原英多著	180 元
56. 克服癌症調和道呼吸法	帶津良一著	180 元
57. B 型肝炎預防與治療	野村喜重郎著	180 元
58. 青春永駐養生導引術	早島正雄著	180 元
59. 改變呼吸法創造健康	原久子著	180 元
60. 荷爾蒙平衡養生秘訣	出村博著	180 元
61. 水美肌健康法	井戶勝富著	170 元
62. 認識食物掌握健康	廖梅珠編著	170 元
63. 痛風劇痛消除法	鈴木吉彥著	180 元
64. 酸莖菌驚人療效	上田明彥著	180 元
65. 大豆卵磷脂治現代病	神津健一著	200 元
66. 時辰療法—危險時刻凌晨 4 時	呂建強等著	180 元
67. 自然治癒力提升法	帶津良一著	180 元
68. 巧妙的氣保健法	藤平墨子著	180 元
69. 治癒 C 型肝炎	熊田博光著	180 元
70. 肝臟病預防與治療	劉名揚編著	180 元
71. 腰痛平衡療法	荒井政信著	180 元
72. 根治多汗症、狐臭	稻葉益巳著	220 元

73. 40 歲以後的骨質疏鬆症	沈永嘉譯	180 元
74. 認識中藥	松下一成著	180 元
75. 認識氣的科學	佐佐木茂美著	180 元
76. 我戰勝了癌症	安田伸著	180 元
77. 斑點是身心的危險信號	中野進著	180 元
78. 艾波拉病毒大震撼	玉川重德著	180 元
79. 重新還我黑髮	桑名隆一郎著	180 元
80. 身體節律與健康	林博史著	180 元
81. 生薑治萬病	石原結實著	180 元
82. 靈芝治百病	陳瑞東著	180 元
83. 木炭驚人的威力	大槻彰著	200 元
84. 認識活性氧	井土貴司著	180 元
85. 深海鮫治百病	廖玉山編著	180 元
86. 神奇的蜂王乳	井上丹治著	180 元
87. 卡拉 OK 健腦法	東潔著	180 元
88. 卡拉 OK 健康法	福田伴男著	180 元
89. 醫藥與生活(二)	鄭炳全著	200 元
90. 洋蔥治百病	宮尾興平著	180 元
91. 年輕 10 歲快步健康法	石塚忠雄著	180 元
92. 石榴的驚人神效	岡本順子著	180 元
93. 飲料健康法	白鳥早奈英著	180 元
94. 健康棒體操	劉名揚編譯	180 元
95. 催眠健康法	蕭京凌編著	180 元
96. 鬱金（美王）治百病	水野修一著	180 元
97. 醫藥與生活(三)	鄭炳全著	200 元

・實用女性學講座・電腦編號 19

1. 解讀女性內心世界	島田一男著	150 元
2. 塑造成熟的女性	島田一男著	150 元
3. 女性整體裝扮學	黃靜香編著	180 元
4. 女性應對禮儀	黃靜香編著	180 元
5. 女性婚前必修	小野十傳著	200 元
6. 徹底瞭解女人	田口二州著	180 元
7. 拆穿女性謊言 88 招	島田一男著	200 元
8. 解讀女人心	島田一男著	200 元
9. 俘獲女性絕招	志賀貢著	200 元
10. 愛情的壓力解套	中村理英子著	200 元
11. 妳是人見人愛的女孩	廖松濤編著	200 元

・校園系列・電腦編號 20

1. 讀書集中術	多湖輝著	180 元

2. 應考的訣竅	多湖輝著	150 元
3. 輕鬆讀書贏得聯考	多湖輝著	150 元
4. 讀書記憶秘訣	多湖輝著	150 元
5. 視力恢復！超速讀術	江錦雲譯	180 元
6. 讀書 36 計	黃柏松編著	180 元
7. 驚人的速讀術	鐘文訓編著	170 元
8. 學生課業輔導良方	多湖輝著	180 元
9. 超速讀超記憶法	廖松濤編著	180 元
10. 速算解題技巧	宋釗宜編著	200 元
11. 看圖學英文	陳炳崑編著	200 元
12. 讓孩子最喜歡數學	沈永嘉譯	180 元
13. 催眠記憶術	林碧清譯	180 元
14. 催眠速讀術	林碧清譯	180 元
15. 數學式思考學習法	劉淑錦譯	200 元
16. 考試憑要領	劉孝暉著	180 元
17. 事半功倍讀書法	王毅希著	200 元
18. 超金榜題名術	陳蒼杰譯	200 元
19. 靈活記憶術	林耀慶編著	180 元

・實用心理學講座・電腦編號 21

1. 拆穿欺騙伎倆	多湖輝著	140 元
2. 創造好構想	多湖輝著	140 元
3. 面對面心理術	多湖輝著	160 元
4. 偽裝心理術	多湖輝著	140 元
5. 透視人性弱點	多湖輝著	140 元
6. 自我表現術	多湖輝著	180 元
7. 不可思議的人性心理	多湖輝著	180 元
8. 催眠術入門	多湖輝著	150 元
9. 責罵部屬的藝術	多湖輝著	150 元
10. 精神力	多湖輝著	150 元
11. 厚黑說服術	多湖輝著	150 元
12. 集中力	多湖輝著	150 元
13. 構想力	多湖輝著	150 元
14. 深層心理術	多湖輝著	160 元
15. 深層語言術	多湖輝著	160 元
16. 深層說服術	多湖輝著	180 元
17. 掌握潛在心理	多湖輝著	160 元
18. 洞悉心理陷阱	多湖輝著	180 元
19. 解讀金錢心理	多湖輝著	180 元
20. 拆穿語言圈套	多湖輝著	180 元
21. 語言的內心玄機	多湖輝著	180 元
22. 積極力	多湖輝著	180 元

・超現實心理講座・電腦編號 22

1.	超意識覺醒法	詹蔚芬編譯	130 元
2.	護摩秘法與人生	劉名揚編譯	130 元
3.	秘法！超級仙術入門	陸明譯	150 元
4.	給地球人的訊息	柯素娥編著	150 元
5.	密教的神通力	劉名揚編著	130 元
6.	神秘奇妙的世界	平川陽一著	200 元
7.	地球文明的超革命	吳秋嬌譯	200 元
8.	力量石的秘密	吳秋嬌譯	180 元
9.	超能力的靈異世界	馬小莉譯	200 元
10.	逃離地球毀滅的命運	吳秋嬌譯	200 元
11.	宇宙與地球終結之謎	南山宏著	200 元
12.	驚世奇功揭秘	傅起鳳著	200 元
13.	啟發身心潛力心象訓練法	栗田昌裕著	180 元
14.	仙道術遁甲法	高藤聰一郎著	220 元
15.	神通力的秘密	中岡俊哉著	180 元
16.	仙人成仙術	高藤聰一郎著	200 元
17.	仙道符咒氣功法	高藤聰一郎著	220 元
18.	仙道風水術尋龍法	高藤聰一郎著	200 元
19.	仙道奇蹟超幻像	高藤聰一郎著	200 元
20.	仙道鍊金術房中法	高藤聰一郎著	200 元
21.	奇蹟超醫療治癒難病	深野一幸著	220 元
22.	揭開月球的神秘力量	超科學研究會	180 元
23.	西藏密教奧義	高藤聰一郎著	250 元
24.	改變你的夢術入門	高藤聰一郎著	250 元
25.	21 世紀拯救地球超技術	深野一幸著	250 元

・養 生 保 健・電腦編號 23

1.	醫療養生氣功	黃孝寬著	250 元
2.	中國氣功圖譜	余功保著	250 元
3.	少林醫療氣功精粹	井玉蘭著	250 元
4.	龍形實用氣功	吳大才等著	220 元
5.	魚戲增視強身氣功	宮　嬰著	220 元
6.	嚴新氣功	前新培金著	250 元
7.	道家玄牝氣功	張　章著	200 元
8.	仙家秘傳袪病功	李遠國著	160 元
9.	少林十大健身功	秦慶豐著	180 元
10.	中國自控氣功	張明武著	250 元
11.	醫療防癌氣功	黃孝寬著	250 元
12.	醫療強身氣功	黃孝寬著	250 元
13.	醫療點穴氣功	黃孝寬著	250 元

14. 中國八卦如意功	趙維漢著	180 元
15. 正宗馬禮堂養氣功	馬禮堂著	420 元
16. 秘傳道家筋經內丹功	王慶餘著	280 元
17. 三元開慧功	辛桂林著	250 元
18. 防癌治癌新氣功	郭　林著	180 元
19. 禪定與佛家氣功修煉	劉天君著	200 元
20. 顛倒之術	梅自強著	360 元
21. 簡明氣功辭典	吳家駿編	360 元
22. 八卦三合功	張全亮著	230 元
23. 朱砂掌健身養生功	楊永著	250 元
24. 抗老功	陳九鶴著	230 元
25. 意氣按穴排濁自療法	黃啟運編著	250 元
26. 陳式太極拳養生功	陳正雷著	200 元
27. 健身祛病小功法	王培生著	200 元
28. 張式太極混元功	張春銘著	250 元
29. 中國璇密功	羅琴編著	250 元

・社會人智囊・電腦編號 24

1. 糾紛談判術	清水增三著	160 元
2. 創造關鍵術	淺野八郎著	150 元
3. 觀人術	淺野八郎著	180 元
4. 應急詭辯術	廖英迪編著	160 元
5. 天才家學習術	木原武一著	160 元
6. 貓型狗式鑑人術	淺野八郎著	180 元
7. 逆轉運掌握術	淺野八郎著	180 元
8. 人際圓融術	澀谷昌三著	160 元
9. 解讀人心術	淺野八郎著	180 元
10. 與上司水乳交融術	秋元隆司著	180 元
11. 男女心態定律	小田晉著	180 元
12. 幽默說話術	林振輝編著	200 元
13. 人能信賴幾分	淺野八郎著	180 元
14. 我一定能成功	李玉瓊譯	180 元
15. 獻給青年的嘉言	陳蒼杰譯	180 元
16. 知人、知面、知其心	林振輝編著	180 元
17. 塑造堅強的個性	坂上肇著	180 元
18. 為自己而活	佐藤綾子著	180 元
19. 未來十年與愉快生活有約	船井幸雄著	180 元
20. 超級銷售話術	杜秀卿譯	180 元
21. 感性培育術	黃靜香編著	180 元
22. 公司新鮮人的禮儀規範	蔡媛惠譯	180 元
23. 傑出職員鍛鍊術	佐佐木正著	180 元
24. 面談獲勝戰略	李芳黛譯	180 元
25. 金玉良言撼人心	森純大著	180 元

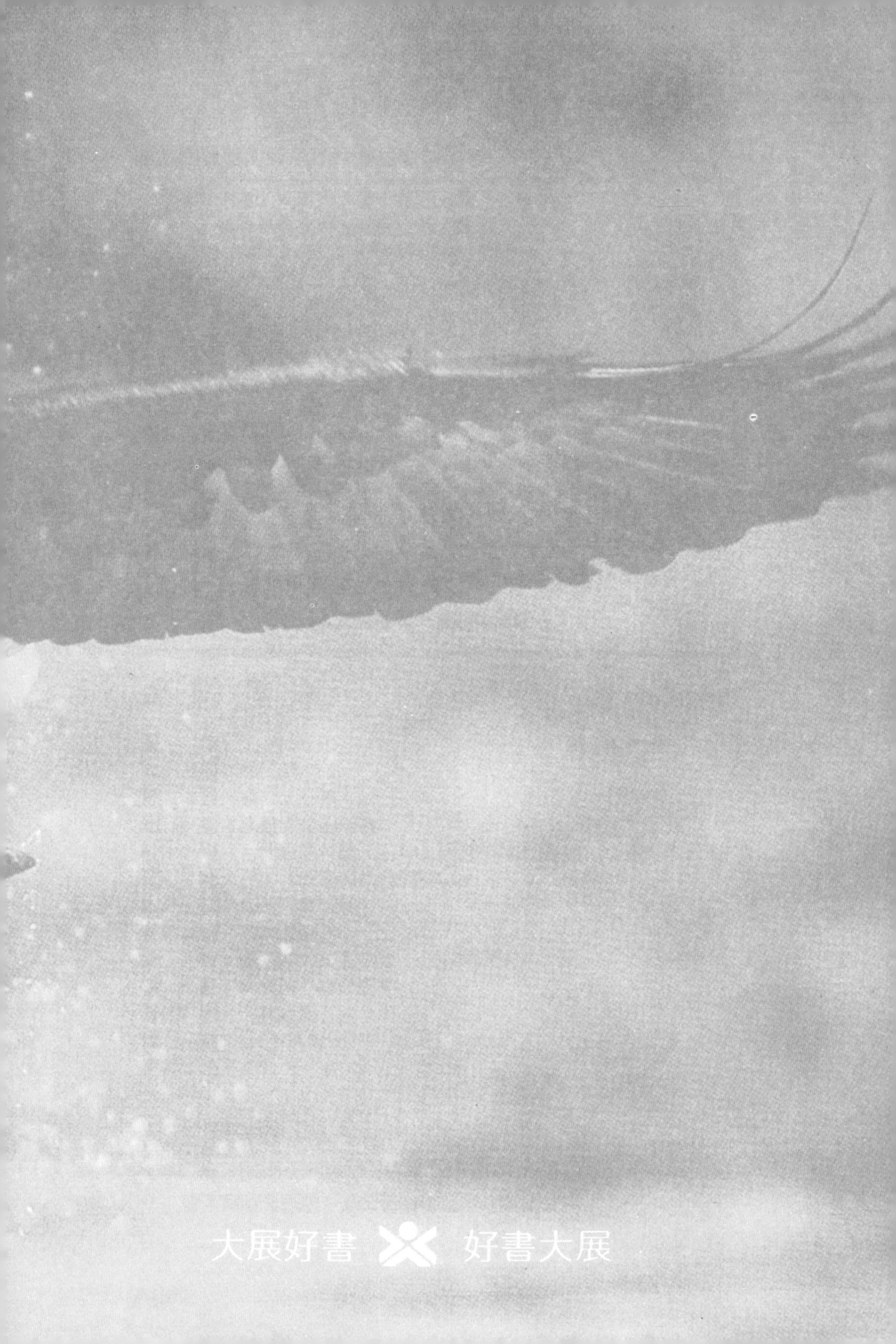
大展好書 好書大展